Edith Risch

Gesunde Füße und Beine

9783437007057

Edith Risch

Gesunde Füße und Beine

Fuß- und Beingymnastik
Venentraining

3., unveränderte Auflage

Gustav Fischer Verlag
Stuttgart · Jena · New York · 1992

Anschrift der Verfasserin:
Edith Risch, Gymnastin SBTG/SFKwM
Berghaldenstr. 32, CH-8053 Zürich

Die Deutsche Bibliothek – CIP-Einheitsaufnahme

Risch, Edith:
Gesunde Füsse und Beine: Fuss- u. Beingymnastik,
Venentraining / Edith Risch. [Zeichn.: Andreas Ammann]. –
3., unveränd. Aufl. – Stuttgart ; Jena ; New York : G. Fischer, 1992
  ISBN 3-437-00705-X

Zeichnungen:
Andreas Ammann © St. Gallen, Schweiz

Alle Rechte der Verbreitung, auch durch fotomechanische Wiedergabe
und auszugsweisen Nachdruck, sind vorbehalten.
© 1984 · Edith Risch, Zürich (Schweiz)
Gustav Fischer Verlag · Stuttgart · Jena · New York · 1992
Satz: Typobauer GmbH, Ostfildern
Druck: Offsetdruckerei Karl Grammlich, Pliezhausen
Einband: Großbuchbinderei Clemens Maier, Leinfelden-Echterdingen
Printed in Germany

Vorwort zur 1. Auflage

Frau Edith Risch hat in jahrzehntelangem, unermüdlichem Einsatz mit außergewöhnlichem Können für die Körperschulung des kranken und gefährdeten Menschen Großes geleistet und besonders der Vorbeugung von Haltungsschäden die so wichtige Aufmerksamkeit geschenkt.
Ihre Erfahrung und ihre große Begabung bedeuteten stets eine beglückende Bereicherung meiner ärztlichen Tätigkeit.
Das vorliegende Buch mit seiner klaren Sprache und den hervorragenden Zeichnungen entspricht einem dringenden Bedürfnis unserer haltungsgefährdeten Zeit. Der heutige Mensch ist sich bewußter geworden, daß persönlicher Einsatz zur Erhaltung der Gesundheit von ihm gefordert ist.
Dieses Buch über Fuß-, Bein- und Venengymnastik sei ihm dazu in die Hand gegeben.

Zürich,
im Herbst 1984   Dr. med. Dagmar Liechti-von Brasch

Inhaltsverzeichnis

Gesunde Füße – Wege zur Selbsthilfe

Einführung 2
Was wir mitbekommen und was daraus wird 2
Aufbau und Funktion des Fußes 2
Fundament und aufrechte Haltung 3
Ursachen der Fußnot 3
Schlechte Füße – schlechte Zirkulation 4
Muskelschwäche – Ursache vieler Fußleiden 4

Gute – statisch richtige – Fuß- und Körperhaltung 7

Gute Haltung im Stand und im Sitzen am Arbeitsplatz .. 15

Selbstmassage und Widerstandsgymnastik

Selbstmassage 21
– Massage der Fußsohlen 22
– Formen des Quergewölbes 24
– Formen des Quergewölbes und Dehnen der
  Zehenmuskeln und -bänder 26
– Rollen des Quergewölbes 28
– Kräftiges Herausziehen der Zehen und
  anschließend Kreisen in den Zehen-
  grundgelenken 30
– Massage des Ristes und des Längsgewölbes 32
– Fersenmassage 34
– Massage beidseits der Achillessehne
  (im Hocker- oder Bodensitz) 36
– Beinmassage 37

Widerstandsgymnastik 39
– Widerstandsübung 40
– Variation I und II 42

Fußgymnastik

Fußgymnastik im Sitzen auf einem Hocker 45

– Training der Fuß- und Unterschenkelmuskulatur 46
– Fußblatthochfedern und Ristvorschnellen 48
– Knöchelkreisen nach außen und innen 50
– Knöchelkreisen mit geschlossenen Füßen 52
– Übung zur Dehnung der Zehenmuskeln und -bänder . 54
– «Raupengang» vorwärts und rückwärts 56
– Fußkreisen 58
– Passive Fußentspannung 60

Übungen im Bodensitz

– Übung der Zehenmuskeln und -bänder im
  Bodensitz oder in Rückenlage 64
– Fußübung am Boden 66

Übungen aus dem Vierfüßlerstand und aus dem
  Fersensitz 69

– Fußtraining aus dem Vierfüßlerstand
  und Fersensitz 70

Fußgymnastik im Stehen und Gehen 75

– «Liftübung» an der Wand 76
– Übung zum Training der Achillessehne und
  der Wadenmuskulatur 77
– Kräftigungsübung 78
– Übung zum Training der Muskeln des
  Längsgewölbes 80
– Verwringungsübung zur Kräftigung des
  Längsgewölbes 82
– «Tunnelübung» im Stand 84
– Vorwärtsgehen im «Tunnelgang» und im
  Außenkantengang 85
– Fußübung in der Kniebeuge mit Partner oder
  mit einem festen Halt 86

Fußgymnastik mit dem Stab 89

- Stabübung I 90
- Stabübung II 92
- Stabrollen 93

Fußgymnastik mit einem Ball 95

- Übungen mit einem Tennisball 96
- Ballhochwerfen und -auffangen 99
- Ballrollen 100
- Vorwärts- und Rückwärtsgehen mit einem
  Tennisball zwischen den Großzehballen 102

Fußgymnastik mit Partner 105

- Partnerübung I 106
- Partnerübung II 108

Fußgymnastik mit Handtuch 111

- Handtuchübung im Sitzen 112

Fußgymnastik in Spielform 115

- Murmelspiel 116
- Tuchspiel 117
- Bleistiftspiel 117
- Auf Medizinbällen, Teigrollen oder
  Flaschen rollen 118

Therapie für die Beweglichkeit der Kniegelenke

Unterschenkelbaumeln 120

Venengymnastik

Vorwort zur Venengymnastik 125

Rückflußfördernde Ruhehaltung 127

- Rückflußfördernde Ruhehaltungen 128

- Etappenweises Aufrichten nach
  venenentlastenden Übungen und
  Ruhehaltungen 130

Venengymnastik 131

- Venengymnastik in Rückenlage 132
- Beckenaufzug 134
- Beckenaufzug: Steigerungsform I 135
- Beckenaufzug: Steigerungsform II
  (Kerzenübung an der Wand) 136
- «Schneidersitz» an der Wand 138
- Venentraining 139
- Die «halbe» Kerze (Venenentlastung) 141

Wandern – eine intensive Gymnastik für Füße und Beine

Dr. med. Dagmar Liechti-von Brasch:
Das Wandern als Heilmittel 145

Gesunde Füße –
Wege zur Selbsthilfe

Einführung

Dieses Buch möchte alle Fußleidenden und alle jene, deren Füße großen Belastungen ausgesetzt sind, für das eigene Gesundwerden und Leistungsfähigbleiben aktivieren. Da die meisten Fußleiden nicht irreparabel sind, sollen hier Wege zur Selbsthilfe aufgezeichnet werden.
Zuerst wollen wir uns darüber klar werden, woher die große Fußnot kommt, unter der so viele Menschen leiden – Erwachsene und leider auch schon Kinder.

Was wir mitbekommen und was daraus wird

Wenn man den Fuß eines Babys anschaut, kann man nur staunend feststellen, wie wunderbar er konstruiert ist. Die Zehen greifen und halten wie die Finger der Hand.
Was wird nun im Verlauf eines Lebens aus diesen Füßen? Knick-, Senk- und Spreizfüße mit verkrümmten Zehen und schmerzhaften Schwielen. Allmählich wird das Gehen zur Qual, und damit beginnt die Bewegungsarmut, der Mangel an Training für die Muskeln des Fußes, die die Gewölbeträger sind und deren Gebrauch auch den guten Rückfluß des venösen Blutes garantiert.

Aufbau und Funktion des Fußes

Damit wir erkennen können, **wo** wir mit unserer Arbeit zur Gesundung und zur Gesunderhaltung ansetzen müssen, ist es notwendig, etwas über den Aufbau und die Funktion des Fußes zu wissen.
Wir unterscheiden den **passiven** und den **aktiven** Bewegungsapparat des Fußes. Der passive wird aus den Knochen (Skelett) und den Gelenken mit den sehnigen Bändern gebildet.

Der aktive Bewegungsapparat umschließt die gesamte Muskulatur, die die Knochen und Gelenke im Wechselspiel von Spannung und Lösung bewegt.

Fundament und aufrechte Haltung

Der kindliche Fuß beginnt seine Gewölbe im Verlauf des zweiten Lebensjahres zu bilden – sobald es zur aufrechten Körperhaltung und damit zur Belastung des Fußes kommt. Längs- und Quergewölbe formen sich allmählich, und damit entsteht das elastische Fundament des Körpers. Das Sohlenfett des Kleinkindes verschwindet, und die tragende Fußmuskulatur entwickelt sich. In den nun folgenden Lebensphasen ist es von entscheidender Wichtigkeit, daß die Füße **statisch richtig** belastet werden (vgl. S. 10), d.h. alle Zehen, Großzehballen, Kleinzehballen, Außenkanten und Fersen müssen gleichmäßig belastet sein. Der Fuß muß den Boden aktiv «ergreifen». Die Gewölbe heben sich dann ein wenig. Der Fuß wird etwas kleiner.
Die **richtige Fußhaltung** ist Vorbedingung für eine gute, **aufrechte Körperhaltung**. Knie, Hüften, Wirbelsäule bis hinauf zum Scheitelpunkt des Kopfes können dann «im Lot» sein (vgl. S. 9). Ist das Fundament aber geschädigt, so bedeutet das den Beginn des Verfalls der gesamten Körperhaltung. Deshalb sollte man bei Beschwerden im Bereich der Knie, der Hüften, der Wirbelsäule und des Nackens immer zuerst die Fußhaltung kontrollieren und von da aus korrigierend die gute Körperhaltung, das «In-der-glücklichen-Mitte-sein», wieder aufbauen.

Ursachen der Fußnot

Unsere Zivilisation zwingt uns, auf harten, unelastischen Böden und Straßen zu stehen und zu gehen. Wir tragen Strümpfe, die in einer sich verjüngenden Form zusammenlaufen, anstatt der natürlichen Form eines rechten und linken Fußes angepaßt zu sein. Ebenso sind fast alle Schuhe keine «fußgerechte» Bekleidung, sondern «modisch», d.h. einengend und zur Spitze schmaler verlaufend, mit Absätzen, die ein natürliches Abrollen des ganzen Fußes unmöglich machen (vgl. S. 12). Beschwingtes Gehen in «modischen» Schuhen schließt sich aus.

Schlechte Füße – schlechte Zirkulation

Wenn Gehen und Laufen in ausgreifenden Schritten nicht mehr möglich ist, so leidet auch die Zirkulation in Füßen und Beinen. Die Schwerkraft wirkt auf die tiefsten Teile des Körpers: die Beine und die Füße. Das arterielle Blut fließt leicht nach unten, doch der **Rückfluß** in den Venen muß dieser Schwerkraft entgegenwirken.
Bei zügigem Gehen und bei aller Fußgymnastik wird durch die entstehende Muskeltätigkeit der Rückstrom des venösen Blutes wie durch ein Pumpsystem gefördert. Es entsteht eine Massage auf die Venen und Venenklappen. Ist der Kreislauf in den Beinen schlecht, so ist der gesamte Kreislauf beeinträchtigt.
Es zeigt sich deutlich, daß der Stoffwechsel in unserem Körper auch auf gesunde Füße und Beine angewiesen ist.

Muskelschwäche – Ursache vieler Fußleiden

Vererbte Anlagen wie z.B. angeborene Bindegewebsschwäche sind ebenfalls Gründe für spätere Fußleiden. Auch Übergewicht belastet die Gewölbe der Füße zu stark, und es kommt zur Senkung mit allen daraus resultierenden Erscheinungen.
Stehende Berufsarbeit, die stundenlanges Tragen des Körpergewichtes erfordert, wie auch sitzende, die die Venentätigkeit stark einschränkt, sollten bewußt durch **richtige** Haltung ausgeglichen werden, damit es zu keiner Schädigung kommt.
Alle motorisierte Fortbewegung – auch der Lift, der uns die gesunde Betätigung der Fuß- und Beinmuskulatur durch das Treppensteigen abnimmt – trägt dazu bei, daß die Fußmuskeln verkümmern und langsam, das ist das Tückische, aus der dar-

aus resultierenden Muskelschwäche die Senkung der Gewölbe entsteht: das Fußleiden, das zur Bewegungsträgheit und letztlich zur Gehunfähigkeit führt. Letztere bedeutet dann auch eine psychische Belastung.
Alle diese Faktoren zusammen bewirken die große Fußnot und Haltungsschwäche von Millionen Menschen der «zivilisierten» Welt.
Es gibt aber kein Organ unseres Körpers, das so viel guten Willen zur Besserung und so viel Regenerationskraft besitzt, wie unsere Muskulatur. Es überrascht immer wieder, wie schnell und gründlich auch in höherem Alter die Muskeln erstarken, wenn man ihnen **das** gibt, was sie brauchen: Bewegung, Wechsel von Zusammenzug und Dehnung, Spannung und Lösung.
Dazu sollte auch noch die Tiefatmung wirksam eingesetzt werden – mit kräftigem Einziehen der Bauchdecke bei der Ausatmung. Das trägt dazu bei, daß das venöse Blut aus der unteren Körperhälfte entfernt wird und Beine und Bauch mit frischem, sauerstoffhaltigem Blut versorgt werden.
Schon am Morgen, ehe die Füße belastet werden, sollten einige Übungen die Zehen, die Füße, die Beine trainieren und ein paar tiefe Atemzüge den Kreislauf anregen.
Mit einer speziellen Selbstmassage kann man schmerzhafte Muskelhärten und steife Gelenke lockern und lösen. Um Muskelhärten nicht mit tiefen Venenknoten und Thrombosen zu verwechseln, ist eine ärztliche Konsultation unerläßlich.
Die gymnastische Übungsbehandlung wird wirksam unterstützt durch wechselwarme Fuß- und Beinbäder (evtl. mit speziellen Zusätzen), durch Trockenbürsten und Hautpflege mit einem guten Hautfunktionsöl.
Es lohnt sich, die Füße täglich zu üben und zu pflegen, denn der Haltungsverfall des Fußes ist – wie wir nun wissen – immer mit einem Gesamthaltungsverfall verbunden. Hier möchte das Buch Wege zeigen und eine Hilfe sein.

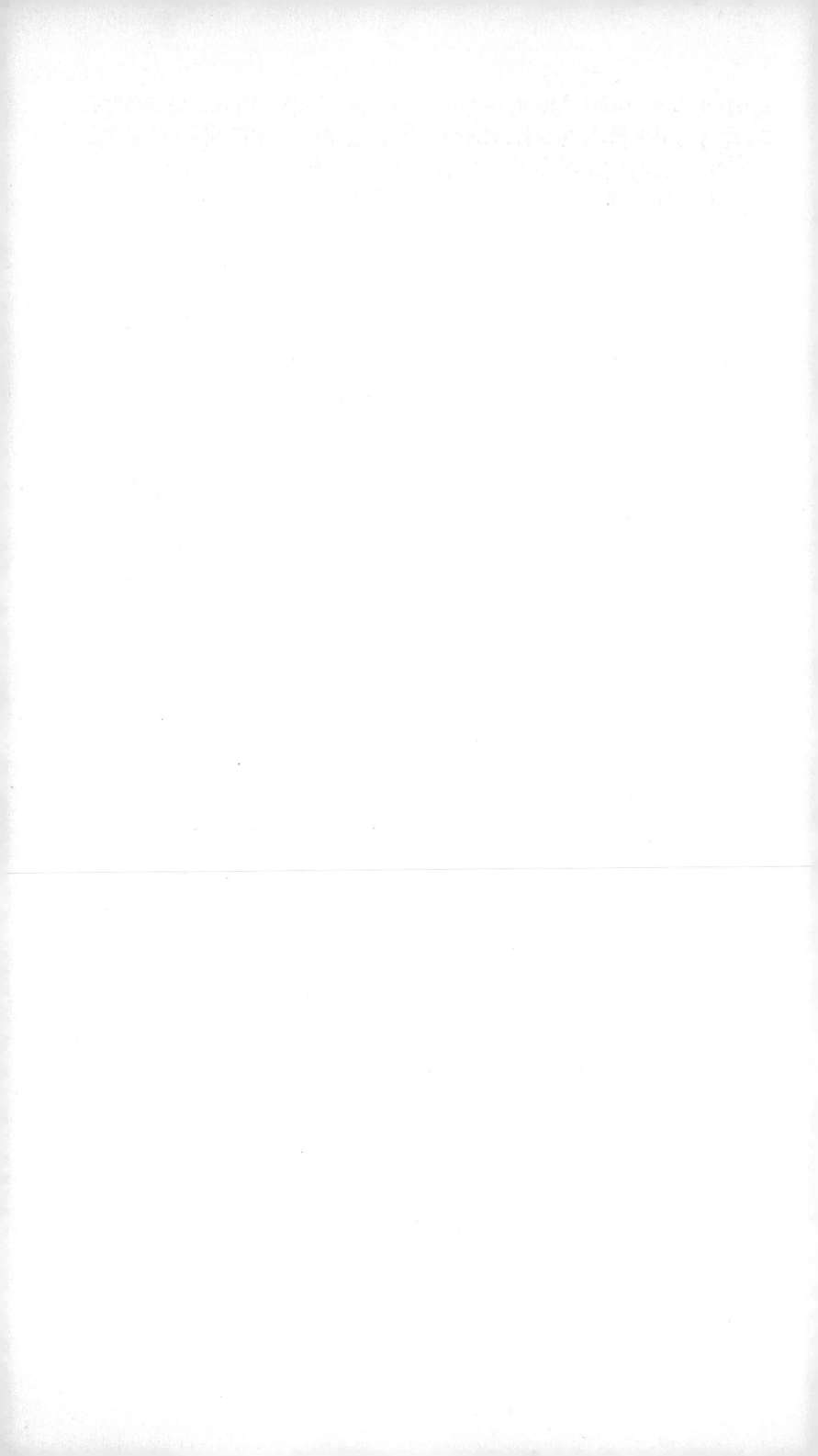

Gute – statisch richtige – Fuß- und Körperhaltung

Falsche Haltung

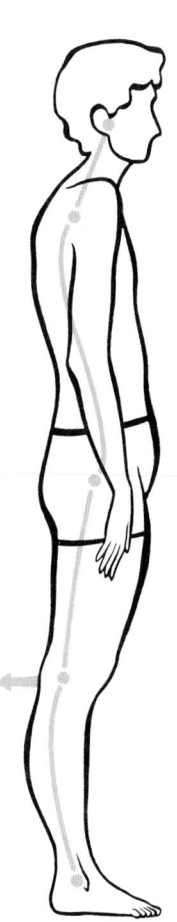

Nackenwirbelsäule gebogen

Brustbein hängend

Bauch vorgeschoben

Gesäßmuskulatur schlaff

Knie überstreckt und dadurch im Gelenk blockiert

Füße falsch belastet; die Gewölbe senken sich

Richtige Haltung

> Die gute, d.h. statisch **richtige** Körperhaltung:
>
> - Mitte des Ohres
> - Mitte der Schulter
> - Mitte der Hüfte
> - Mitte des Knies
> - Mitte des Fußes
>
> müssen in einer Linie sein – «im Lot».

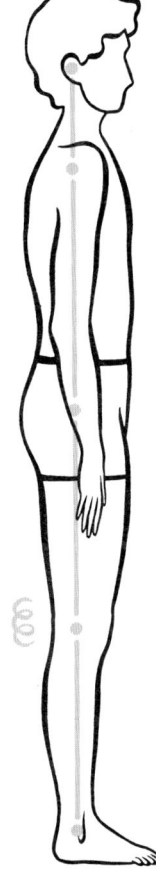

Nacken aufgerichtet, Kinn und Augen horizontal

Brustbein frei. Brustkorb wie eine geöffnete Glocke, in der der Klöppel senkrecht hängt.

Abstand zwischen Becken und Brustkorb. Bauchdecke gestrafft.

Das knöcherne Becken ist wie eine Schale, in der die Organe ruhen. Die Gesäßmuskulatur hat den richtigen Tonus

Die Knie sind *federnd* gestreckt, nicht nach rückwärts durchgedrückt. Die Knie**kehle** ist leicht konkav.

Die Füße sind statisch richtig belastet. Die Gewölbe bleiben erhalten.

Auf diesen Punkten ruht das Gewicht des Körpers:
- auf allen Zehen
- auf dem Großzehballen
- auf dem Kleinzehballen
- auf der Außenkante des Fußes
- auf dem Fersenbein.

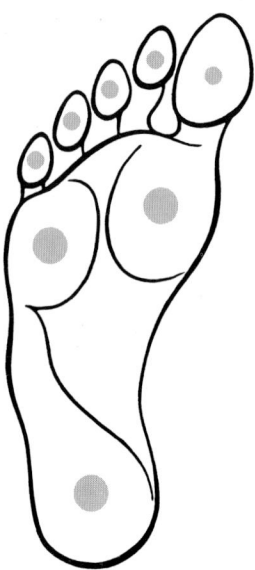

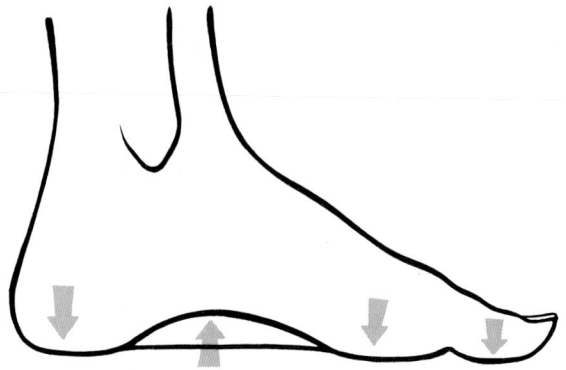

Bei statisch richtiger Belastung der Füße bildet das Längsgewölbe eine Brücke zwischen dem Großzehballen und der Ferse.

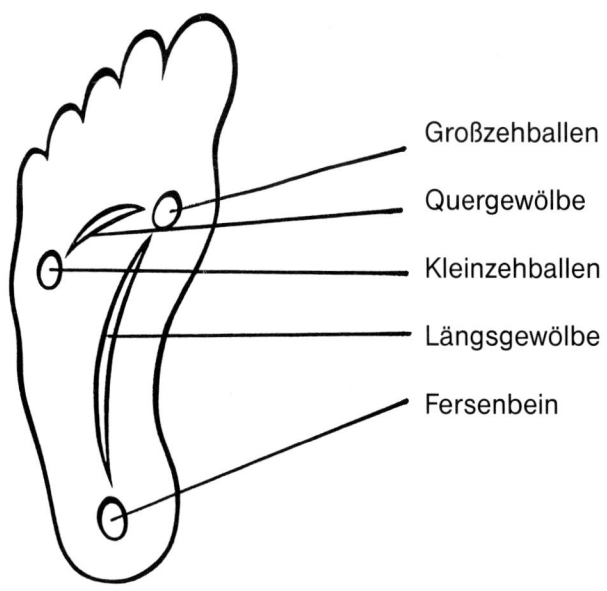

- Großzehballen
- Quergewölbe
- Kleinzehballen
- Längsgewölbe
- Fersenbein

Quer- und Längsgewölbe sind die tragenden Brücken des Fußes. Die Ballenpunkte sind durch Sesambeinchen an ihrer Auflagestelle geschützt.

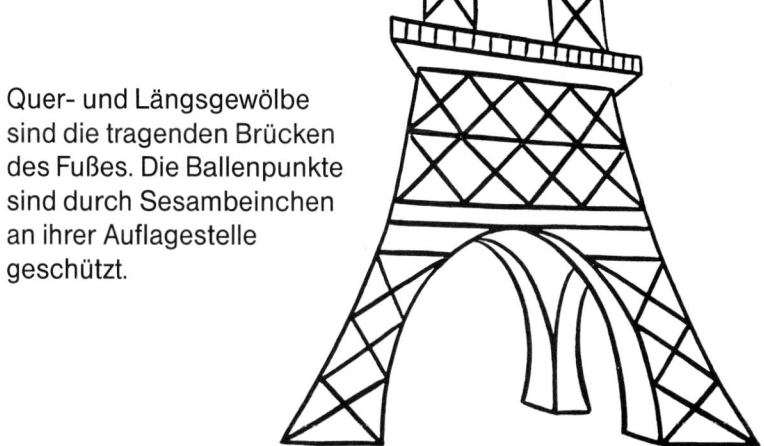

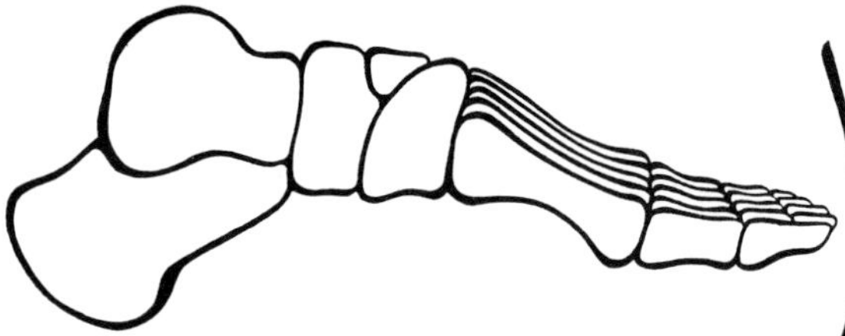

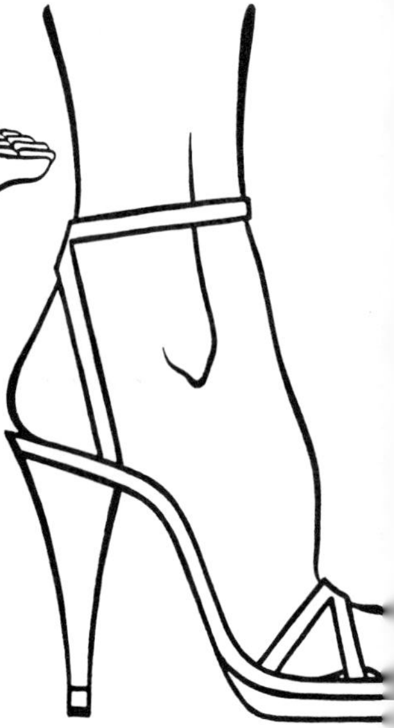

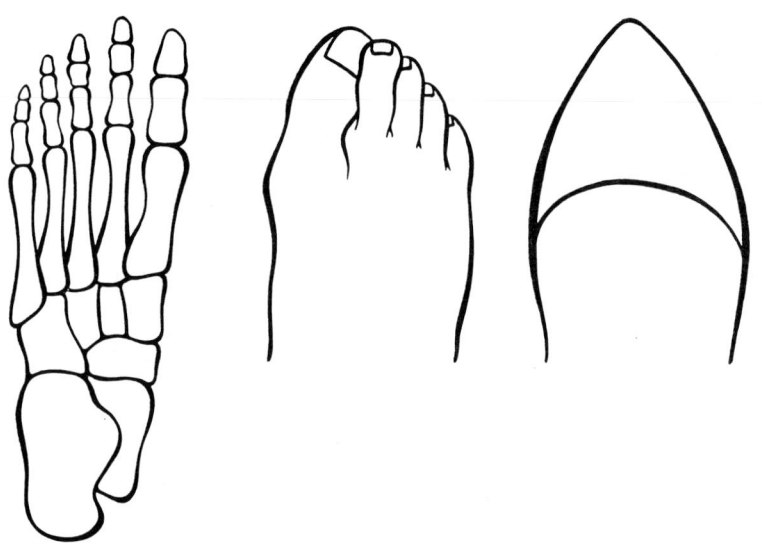

Hohe Absätze verhindern beschwingtes Gehen und überlasten die Quergewölbe des Fußes.

Modische Schuhe, einengend und zur Spitze schmaler werdend, verformen die Füße und behindern die Zirkulation in den feinen Kapillaren der Zehen.

Altern beginnt
bei den Füßen!

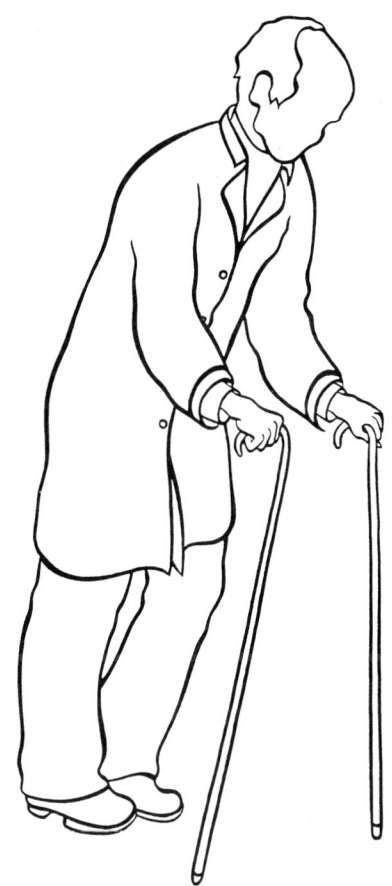

Gute Haltung im Stand und im Sitzen am Arbeitsplatz

Gute Haltung im Stand

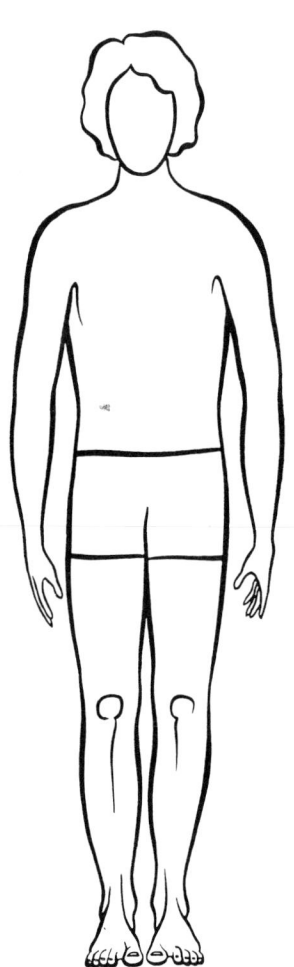

Der Kopf hat ein Gewicht von 4½ bis 5 Kilo, das von der elastischen Spirale der Wirbelsäule getragen wird.
Der Kopf wird getragen wie eine Krone.

Abstand zwischen den Ohren und Schultern.

Abstand zwischen Brustkorb und Becken

Mitte der Knie über der Mitte der Füße

Mit der Vorstellung, ein **kleines** Gewicht auf dem Kopf etwas höher zu schieben, wird der ganze Körper elastisch von innen her aufgerichtet.

Gute Haltung im Sitzen am Arbeitsplatz

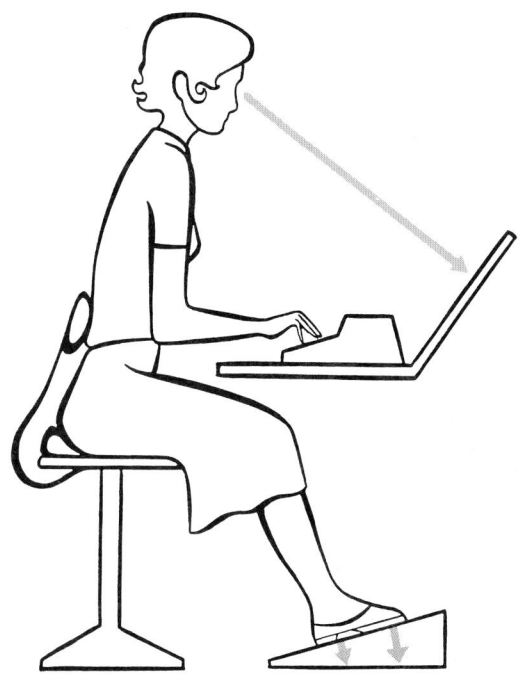

Durch leichten Druck der Füße gegen einen schrägen Halt und Abwinkeln des Körpers im Hüftgelenk kann der Rücken ohne Ermüdung aufgerichtet bleiben. Arbeitstisch und -stuhl müssen in richtigem Abstand voneinander sein, d. h. so, daß während der Arbeit die Oberarme senkrecht und die Unterarme horizontal bleiben können. Der Blick sollte ohne seitliche Abwinklung des Kopfes auf das diagonal aufgestellte Manuskript gerichtet sein.

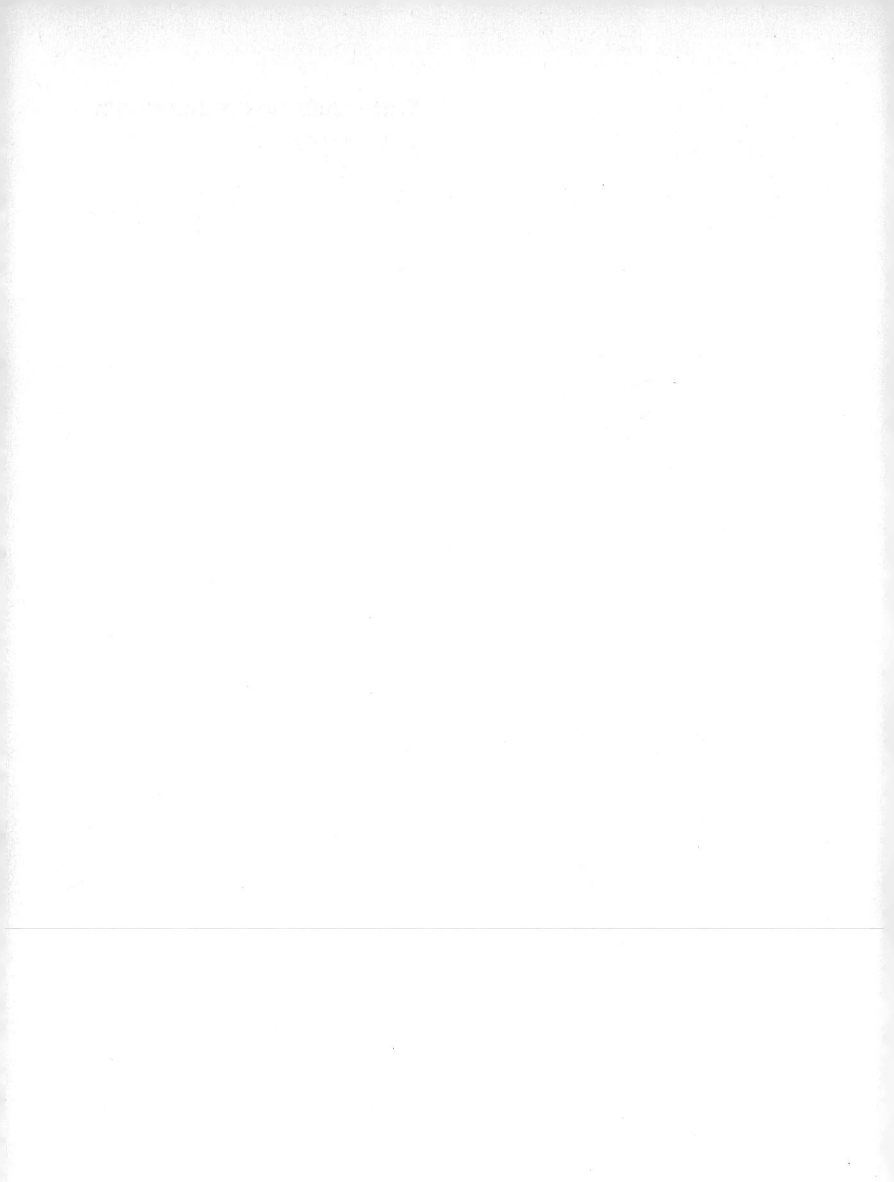

Selbstmassage
und Widerstandsgymnastik

Selbstmassage

Massage der Fußsohlen

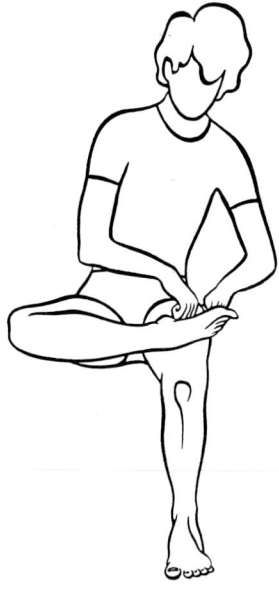

Ausgangshaltung:

Sitz auf der Kante eines Stuhles oder Hockers. Einen Fuß auf den Oberschenkel des anderen Beines legen.

Mit den Fingerknöcheln beider Hände kraftvoll die Sohlenmuskeln durchmassieren.

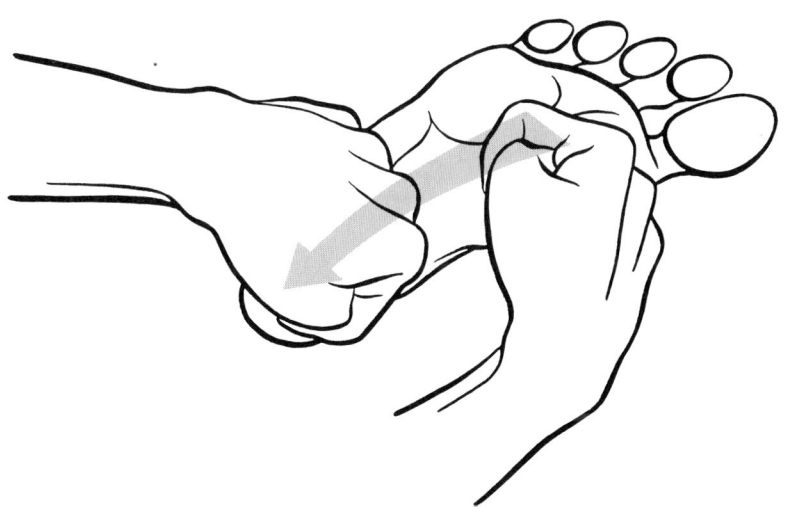

Formen des Quergewölbes

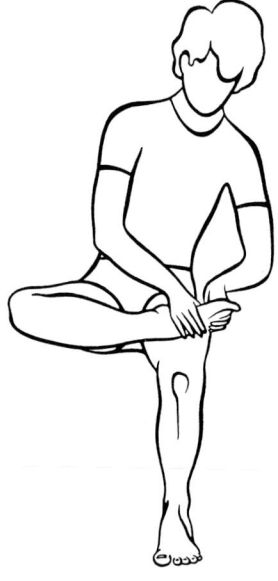

Ausgangshaltung:

Sitz auf der Kante eines Stuhles oder Hockers. Einen Fuß auf den Oberschenkel des anderen Beines legen.

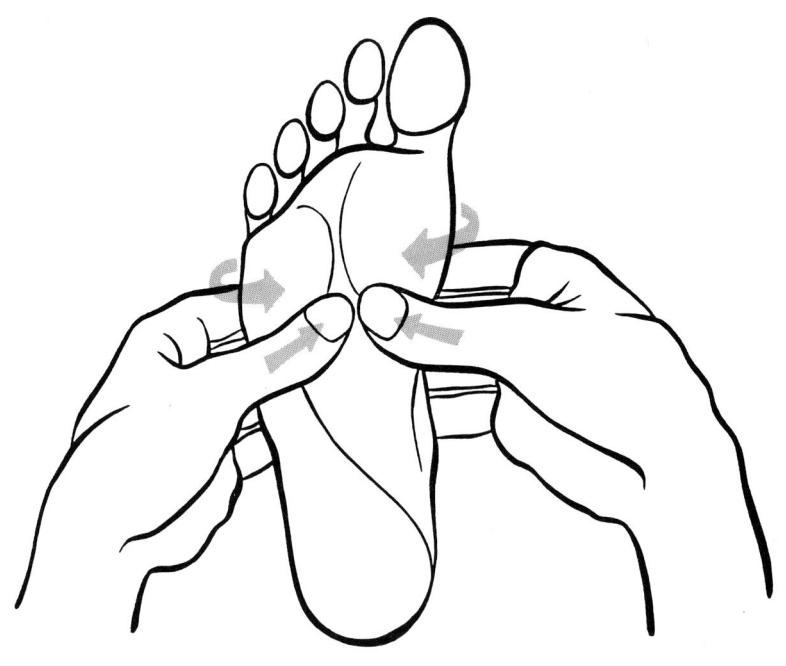

Mit den Händen den Fuß formen:

Die Daumen drücken die Mitte des Fußes nach oben, während die Hände die Außenkanten nach unten drängen, um den Bogen des Quergewölbes zu formen.

**Formen des Quergewölbes
und Dehnen der Zehenmuskeln
und -bänder**

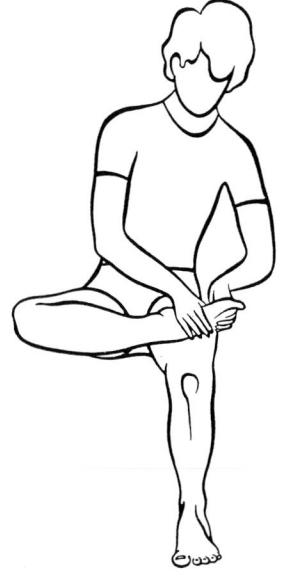

Ausgangshaltung:

Sitz auf der Kante eines
Stuhles oder Hockers.
Einen Fuß auf den Ober-
schenkel des anderen Beines
legen.

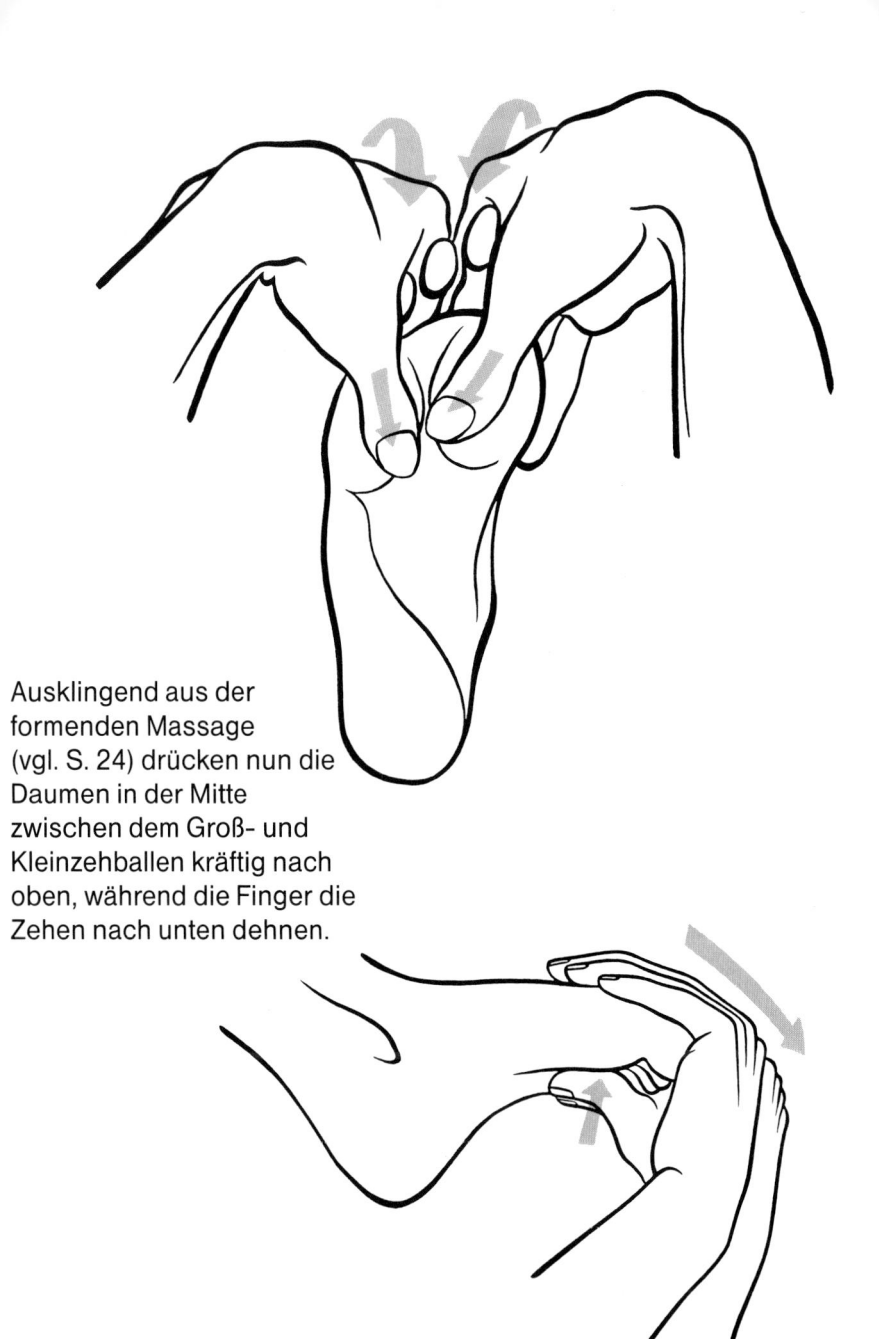

Ausklingend aus der formenden Massage (vgl. S. 24) drücken nun die Daumen in der Mitte zwischen dem Groß- und Kleinzehballen kräftig nach oben, während die Finger die Zehen nach unten dehnen.

Rollen des Quergewölbes

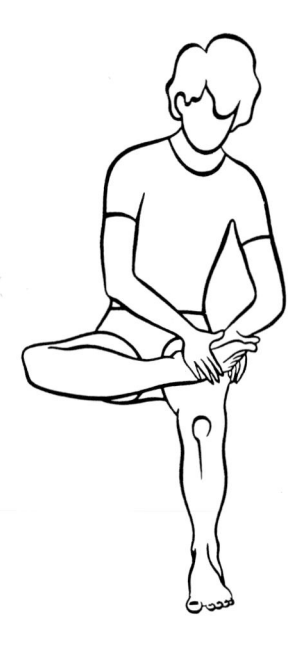

Ausgangshaltung:

Sitz auf der Kante eines Stuhles oder Hockers.
Einen Fuß auf den Oberschenkel des anderen Beines legen.

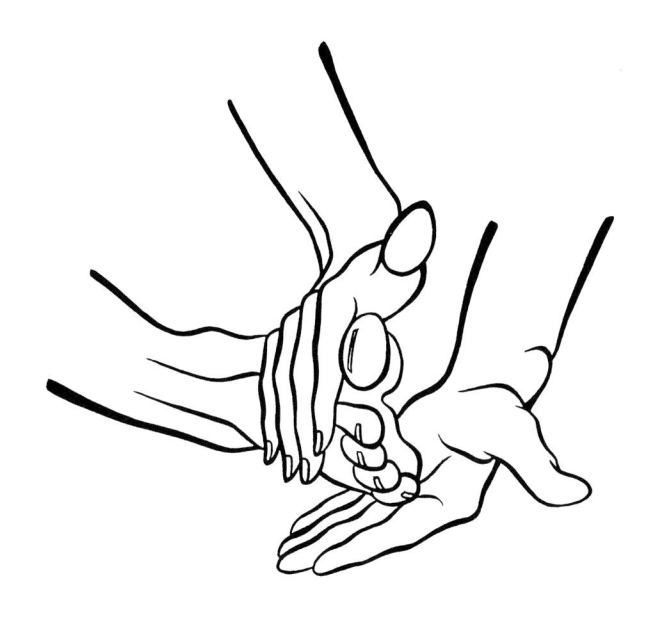

Im gleichen Sinne wie in den Übungen auf S. 24 und S. 26 soll mit dem Rollen des Quergewölbes zwischen den Handflächen die Elastizität des Vorfußes gefördert werden. Rollen, als ob man einen Bleistift zwischen den Händen hin- und herrollen würde.

**Kräftiges Herausziehen der
Zehen und anschließend
Kreisen in den
Zehengrundgelenken**

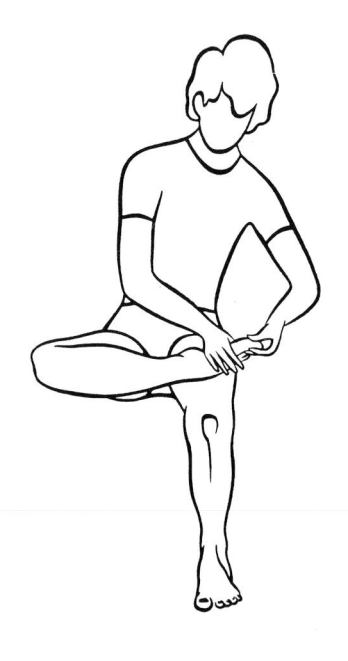

Ausgangshaltung:

Sitz auf der Kante eines
Stuhles oder Hockers.
Einen Fuß auf den Ober-
schenkel des anderen Beines
legen.

Eine Hand umfaßt den Fuß unterhalb des Großzehballens, die andere umfaßt mit drei Fingern den Zeh von oben wie eine Manchette, damit das obere Gelenk fixiert bleibt.

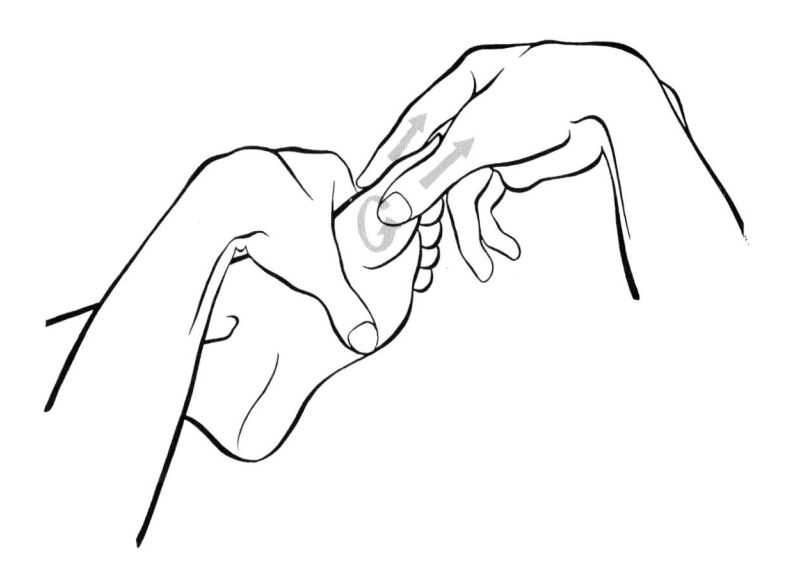

Zuerst die Zehen kräftig aus den Grundgelenken herausziehen. Dann, immer noch dehnend, die Zehen im Grundgelenk in beiden Richtungen durchkreisen.

**Massage des Ristes
und des Längsgewölbes**

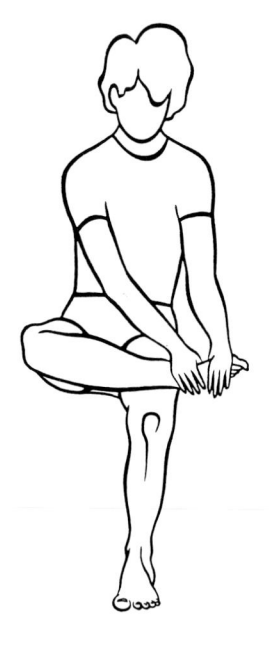

Ausgangshaltung:

Unterschenkel über den
Oberschenkel kreuzen.
Fuß ist frei.

Beide Hände umfassen den
Fuß von oben und massieren
kraftvoll in gegenläufiger
Richtung den Rist und
das Längsgewölbe des Fußes.

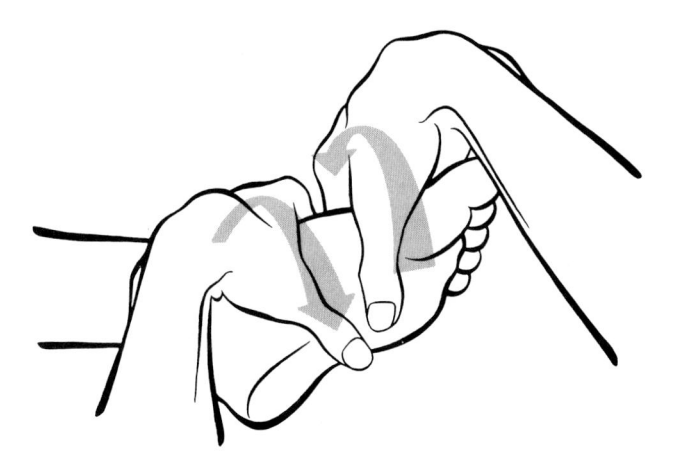

Fersenmassage

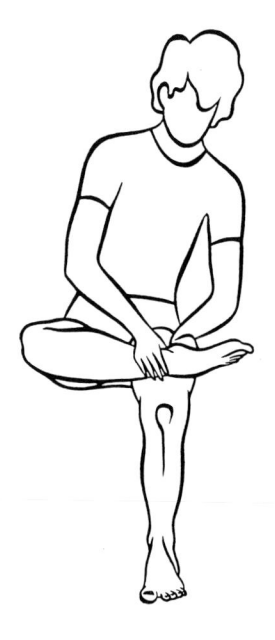

Ausgangshaltung:

Unterschenkel über den Oberschenkel kreuzen.
Fuß ist frei.

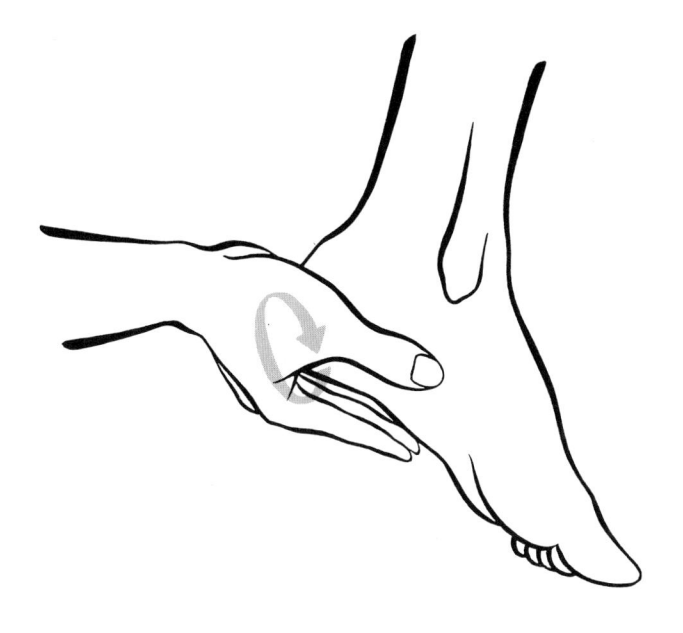

Mit dem Daumenballen die
Ferse von innen beginnend
kräftig massierend umkreisen.

**Massage beidseits der
Achillessehne
(im Hocker- oder
Bodensitz)**

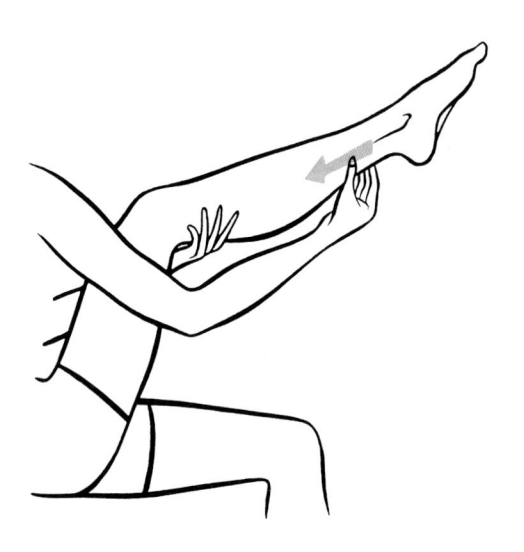

Mit dem Daumen auf der Innenseite,
mit dem Zeige- und Mittelfinger
auf der äußeren Seite kräftiges
Streichen beidseits der Achillessehne
von der Ferse bis zum Beginn der
Wade. Mehrmals wiederholen.

Beinmassage im Hocker- oder Bodensitz

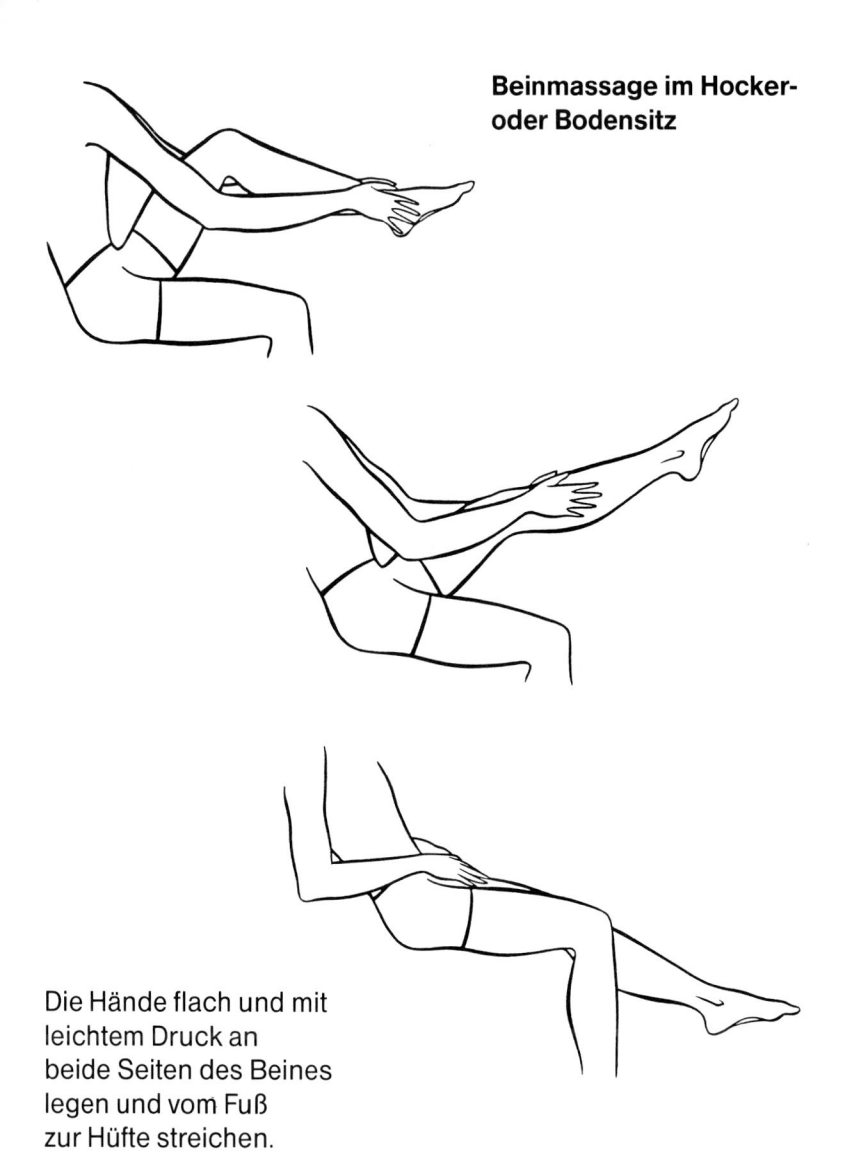

Die Hände flach und mit leichtem Druck an beide Seiten des Beines legen und vom Fuß zur Hüfte streichen.

3 bis 4 mal rechtes Bein,
3 bis 4 mal linkes Bein.

Widerstandsgymnastik

Widerstandsübung

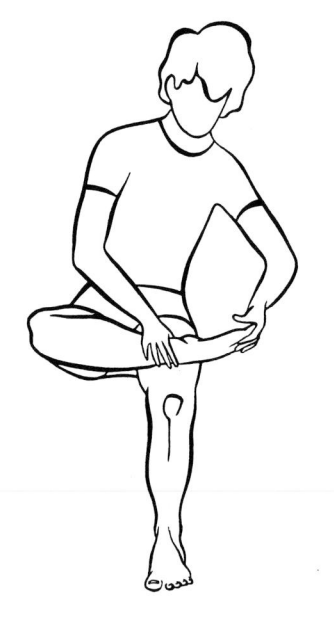

Ausgangshaltung:

Fuß so weit über den Oberschenkel kreuzen, daß er sich frei bewegen läßt.

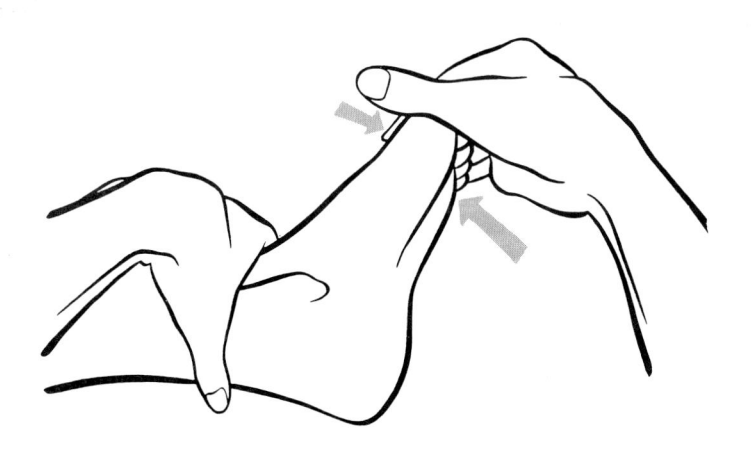

Gegen den Widerstand der Hand Fuß hochziehen – dabei helfen die Finger, daß die Zehen gestreckt bleiben.

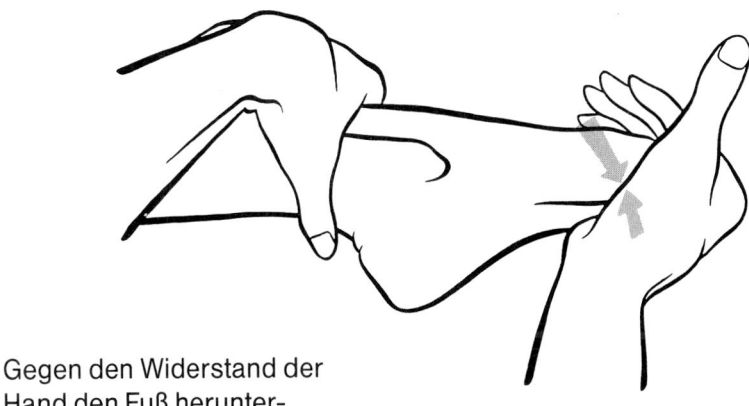

Gegen den Widerstand der Hand den Fuß herunterdrücken, dabei darauf achten, daß die Bewegung vom Fuß ausgeht (nicht vom Ballengelenk) und daß auch hier die Zehen gestreckt bleiben. Übung mehrmals wiederholen.

Variation I

Fuß gegen den Widerstand der Hand auch nach rechts und nach links bewegen.

Variation II

Zeigefinger der Widerstand gebenden Hand zwischen den Großzeh und den zweiten Zeh legen. Mit der Handfläche unter der Fußsohle den ganzen Vorfuß fest umfassen. Intensives Fußkreisen gegen den kontinuierlichen Widerstand der Hand.

Fußgymnastik

**Fußgymnastik im Sitzen
auf einem Hocker**

Training der Fuß- und Unterschenkelmuskulatur

Ausgangshaltung: Sitz

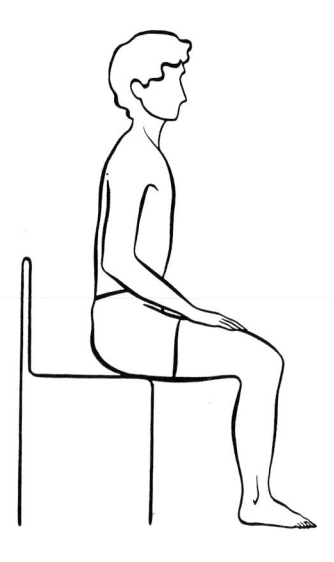

Sitz auf dem vorderen Teil eines Stuhles (oder Hockers), Beine im rechten Winkel aufgestellt.

Das rechte Bein anheben und den Fuß auf die äußerste Zehenspitze stellen.

Bein wieder anheben und den Fuß – leicht nach innen gerichtet – auf die Ferse stellen.

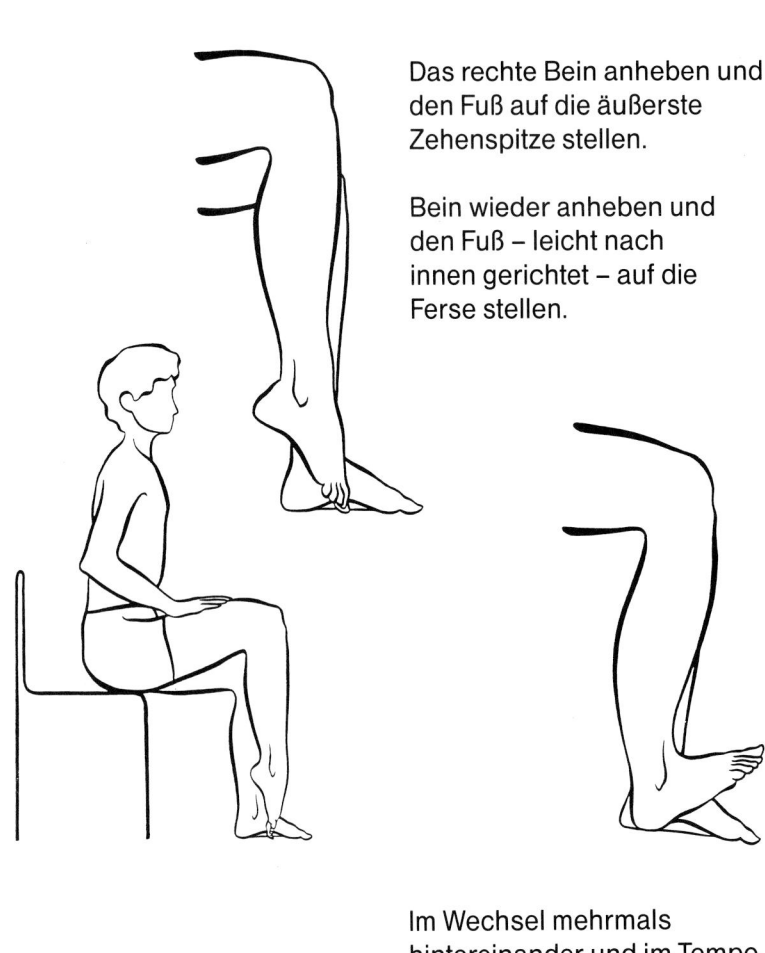

Im Wechsel mehrmals hintereinander und im Tempo steigernd jeden Fuß einzeln üben.

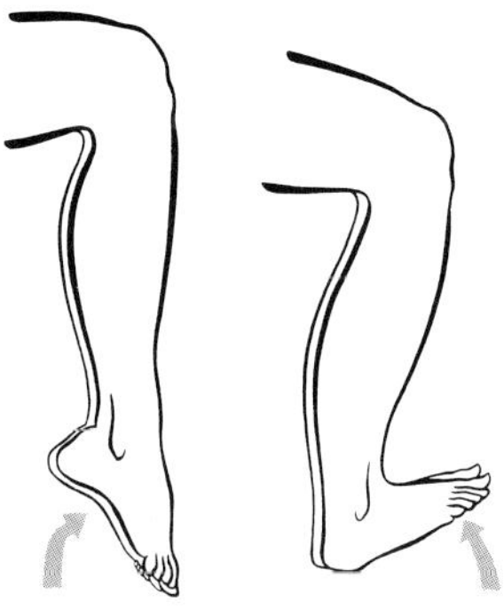

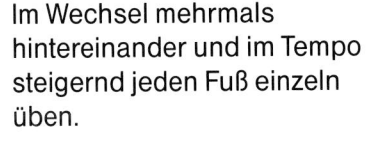

Dann beide Füße gleichzeitig; dabei umfassen die Hände die hintere Stuhlkante.

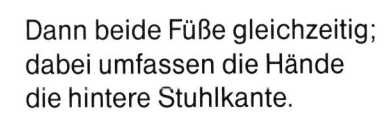

**Fußblatthochfedern
und
Ristvorschnellen**

Ausgangshaltung

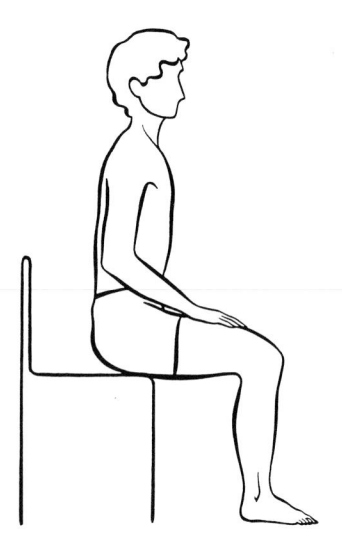

a)

a) Das Fußblatt kräftig hochschnellen (Training der vorderen Unterschenkelmuskulatur). Mehrmals hintereinander ausführen.

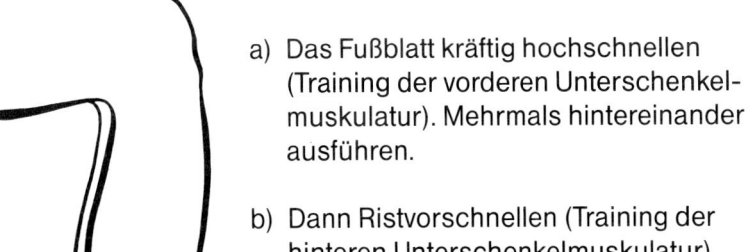

b) Dann Ristvorschnellen (Training der hinteren Unterschenkelmuskulatur). Mehrmals hintereinander ausführen.

b)

c) Dann a) und b) im Wechsel koordinieren und allmählich Tempo steigern.

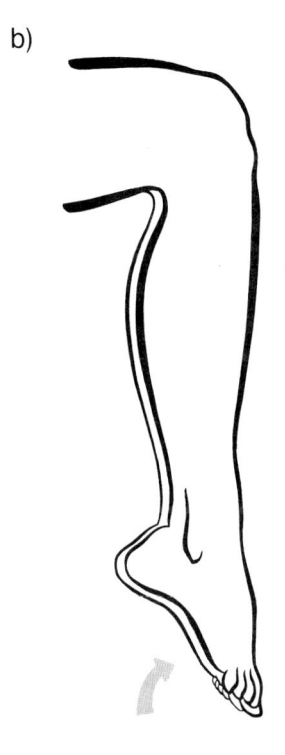

Knöchelkreisen nach außen und innen

Ausgangshaltung

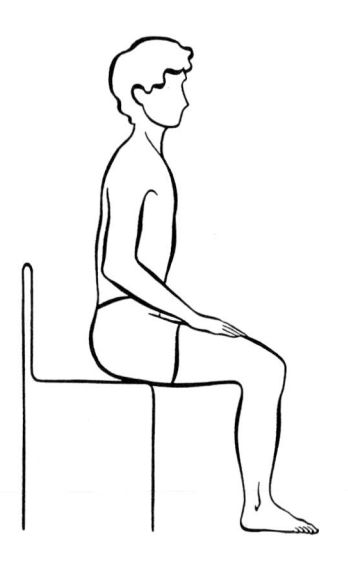

Fersen aus der Grundstellung mit kräftigem Druck gegen den Widerstand des Bodens so weit als möglich nach außen drängen (Knie bleiben geschlossen). Ebenso mit Druck gegen den Boden Füße wieder schließen.

Knöchelkreisen (Knie geschlossen halten): Fersen am Boden entlang nach außen drängen wie in der ersten Übung, dann über die Kleinzehseite hoch auf die Spitzen, Fersen senken und wieder mit dem Kreisen beginnen. 4 bis 8 mal wiederholen. Dann mit dem Spitzenstand beginnend Fersen nach außen drängen bis zum Bodenkontakt und mit kräftigem Druck gegen den Boden Füße wieder schließen.
Dieses Knöchelkreisen in beiden Richtungen mehrmals üben.

51

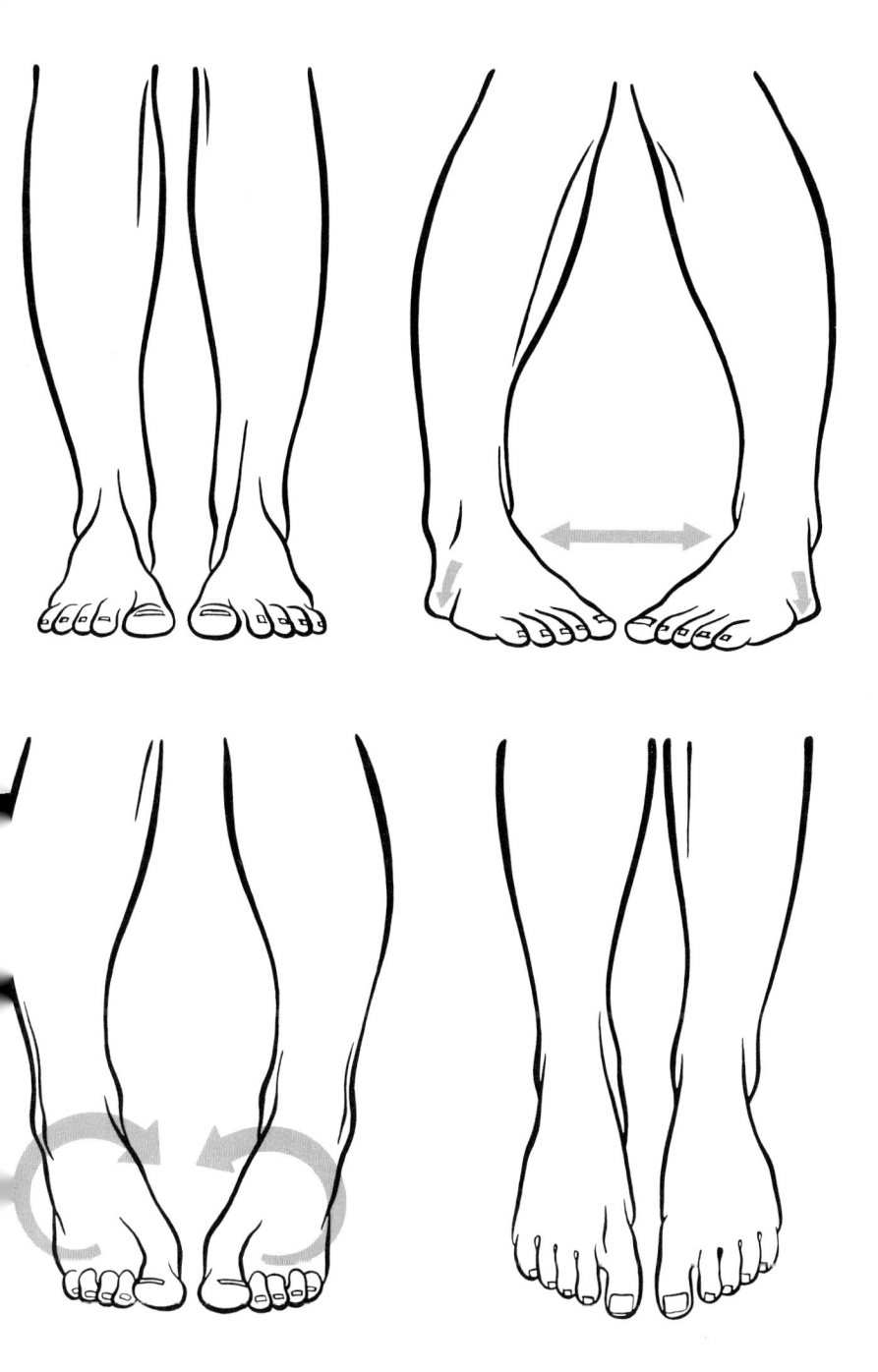

Knöchelkreisen mit geschlossenen Füßen

Ausgangshaltung

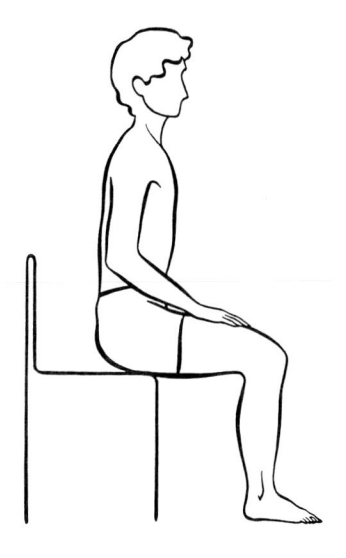

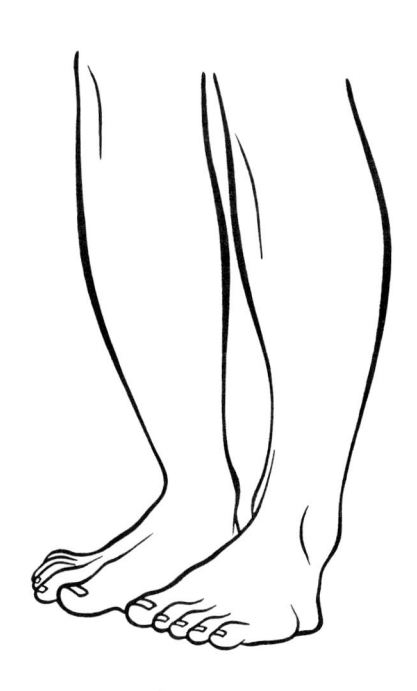

Beide Fersen gleiten geschlossen am Boden entlang nach rechts. Nach außen drängend zum Spitzenstand (s. S. 51, Abb. 4). Fersen nach links drängend zurück zum Bodenkontakt. Über den Boden mit den Fersen wieder nach rechts gleiten.

Kreisen in beiden Richtungen:
4 bis 8 mal über rechts, 4 bis 8 mal über links.

Dann Füße lockern.

**Übung zur Dehnung der
Zehenmuskeln und -bänder**

Ausgangshaltung

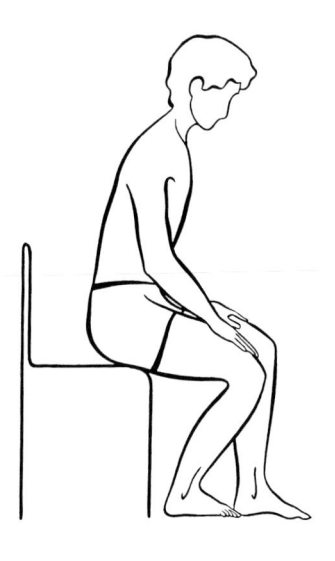

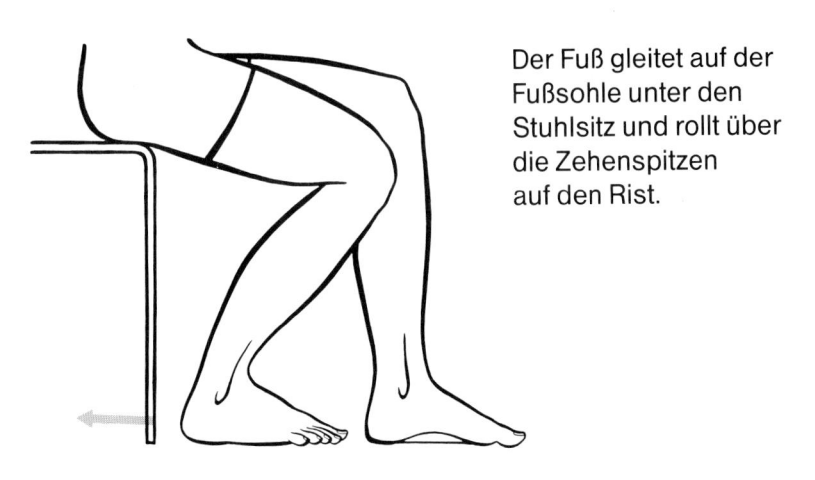

Der Fuß gleitet auf der Fußsohle unter den Stuhlsitz und rollt über die Zehenspitzen auf den Rist.

Nun den Fuß mit kräftigem Druck gegen den Rist am Boden entlang vorwärts ziehen, bis er wieder über die Zehenspitze rollend auf der Fußsohle steht.

Jeden Fuß 4 bis 8 mal üben.

«Raupengang» vorwärts und rückwärts

Ausgangshaltung

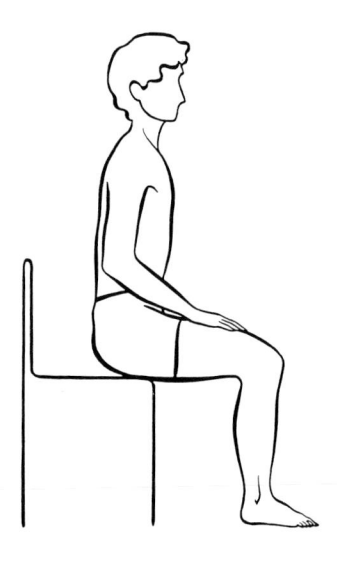

Bei dieser Übung, die alle Fußmuskeln mobilisiert, bleibt die Ferse **immer fest** am Boden. Sie wird **gezogen** bei der Vorwärtsbewegung und **geschoben** bei der Rückwärtsbewegung.

Die Zehen greifen vorwärts und ziehen die Ferse nach – dann wird der Fuß gestreckt, und wieder greifen die Zehen und heben die Mitte des Fußes.

Beim Rückwärtsgang werden die Zehen zurückgezogen; sie schieben die Ferse rückwärts bis der Fuß wieder gestreckt ist.

Rechts und links einzeln üben – dann beide Füße zusammen.

Langsam üben; jedesmal muß sich das Quergewölbe zu einem hohen Bogen erheben.

57

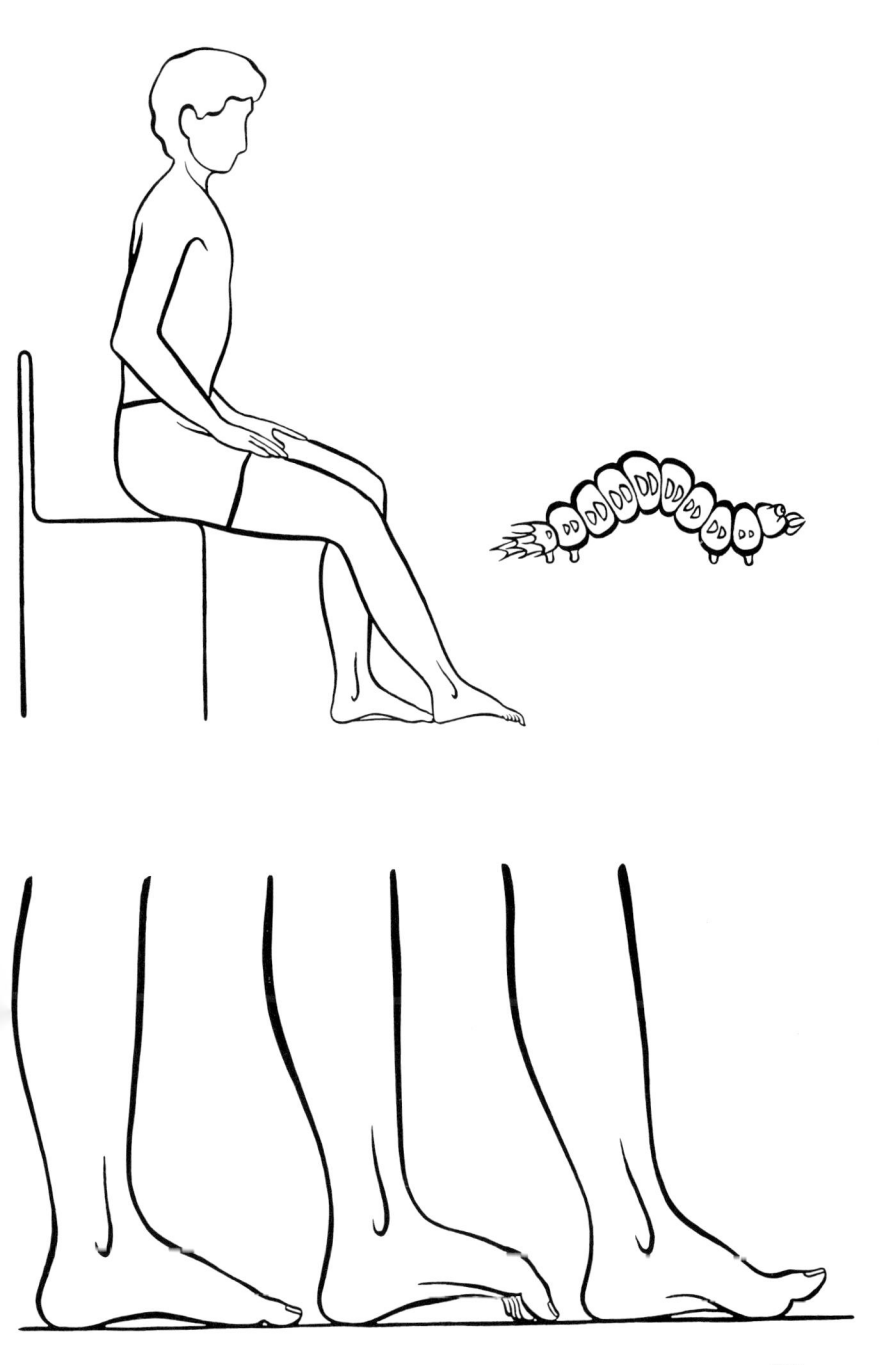

Fußkreisen

Ausgangshaltung

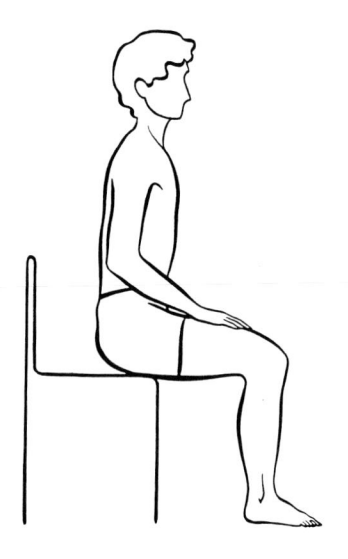

Bein erheben (Fuß möglichst höher als das Knie; rückflußfördernde Haltung). Hände umfassen den Unterschenkel, wodurch die Muskelarbeit des Unterschenkels gut erfühlt wird. Intensives, großes Fußkreisen in beiden Richtungen. Danach passives Ausschütteln (s. Übung S. 60f.).

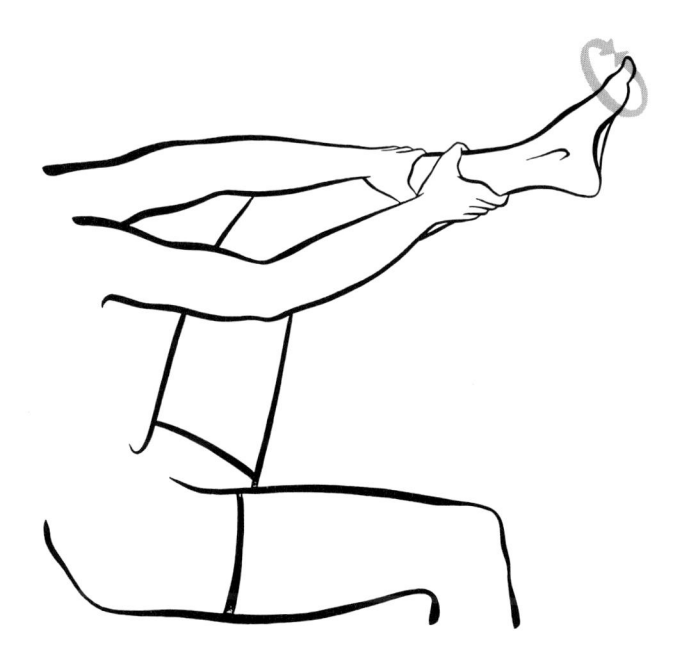

Passive Fußentspannung

Ausgangshaltung

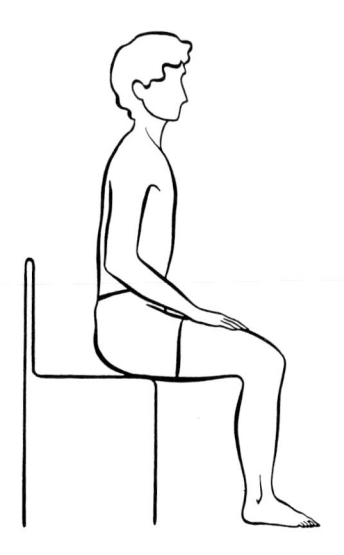

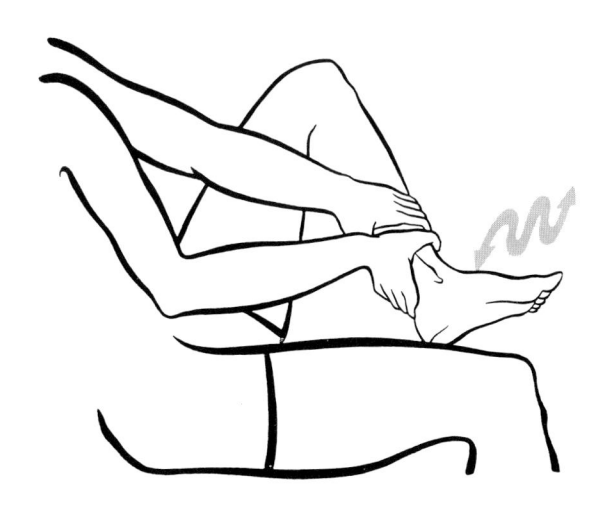

Hände umgreifen oberhalb des
Knöchelgelenkes den Unterschenkel.
Den Fuß mit kräftigen Armbewegungen
in seitlicher Richtung ausschütteln.

Übungen im Bodensitz

Übung der Zehenmuskeln und -bänder im Bodensitz oder in Rückenlage (z. B. auch im Bett)

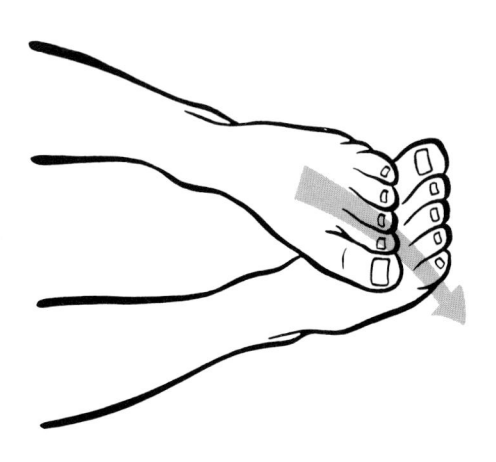

Der rechte Fuß streicht mit kräftigem Druck über den Vorfuß und die Zehen des linken. Dann streicht der linke Fuß über den rechten.

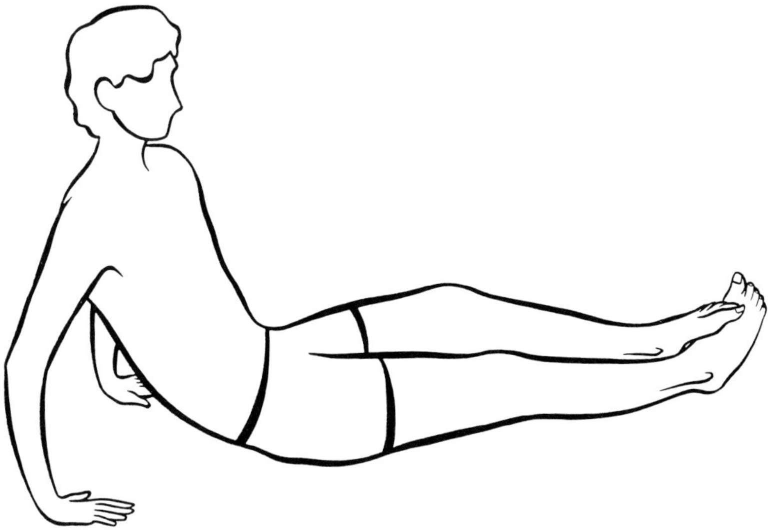

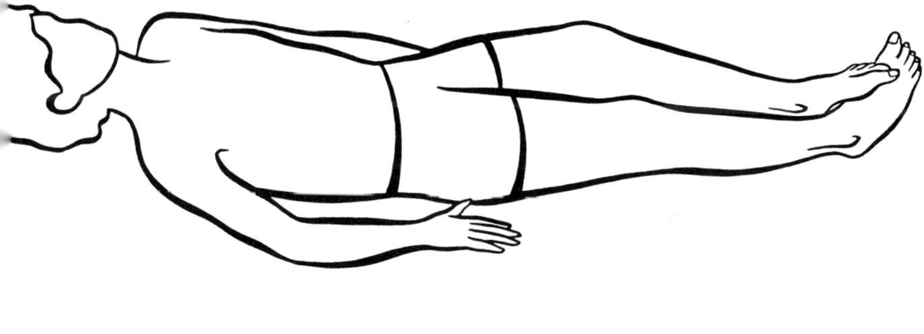

Fußübung am Boden

Ausgangshaltung:

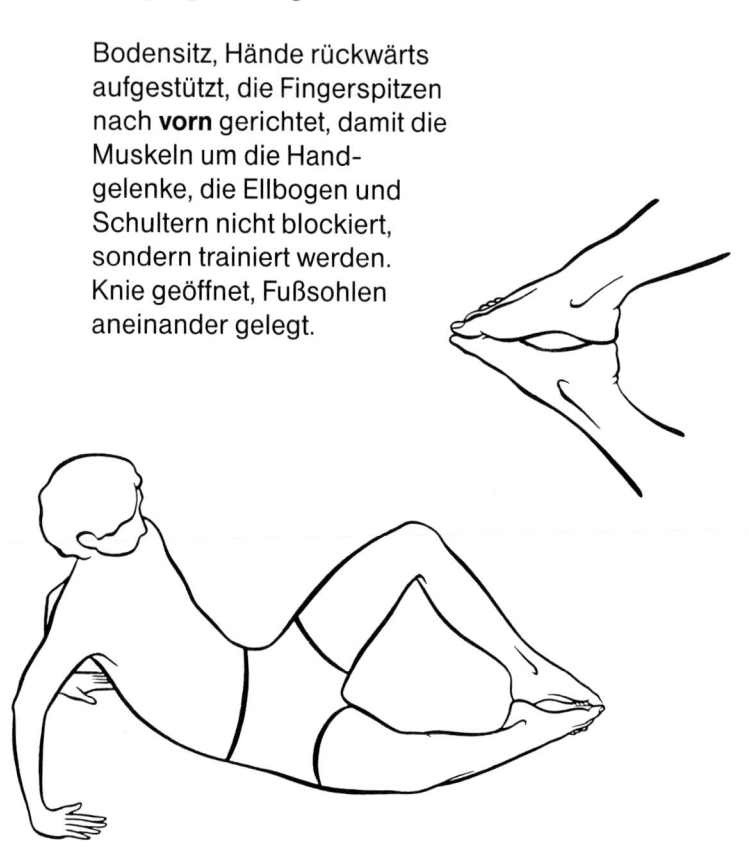

Bodensitz, Hände rückwärts aufgestützt, die Fingerspitzen nach **vorn** gerichtet, damit die Muskeln um die Handgelenke, die Ellbogen und Schultern nicht blockiert, sondern trainiert werden. Knie geöffnet, Fußsohlen aneinander gelegt.

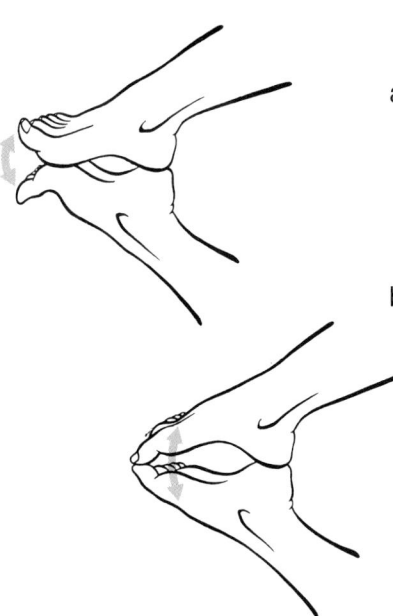

a) Zehen öffnen, dabei bleiben die Quergewölbe und Fersen fest geschlossen. Zurück zur Ausgangshaltung.

b) Quergewölbe nach außen drängen, dabei bleiben die Zehenspitzen und Fersen fest geschlossen. Zurück zur Ausgangshaltung.

Übung a) und b) mehrmals hintereinander ausführen. Dann: Übung c).

c) Bei geschlossenen Fersen Füße weit öffnen. Zurück zur Ausgangshaltung.

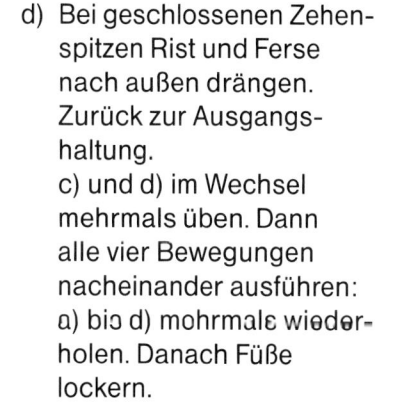

d) Bei geschlossenen Zehenspitzen Rist und Ferse nach außen drängen. Zurück zur Ausgangshaltung.
c) und d) im Wechsel mehrmals üben. Dann alle vier Bewegungen nacheinander ausführen: a) bis d) mehrmals wiederholen. Danach Füße lockern.

Übungen aus dem Vierfüßlerstand und aus dem Fersensitz

**Fußtraining aus dem Vier-
füßlerstand (Kniehandstand)
und Fersensitz**

Ausgangshaltung

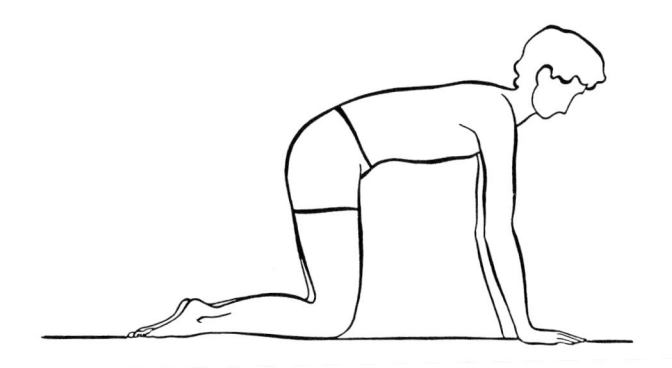

Ristklopfen

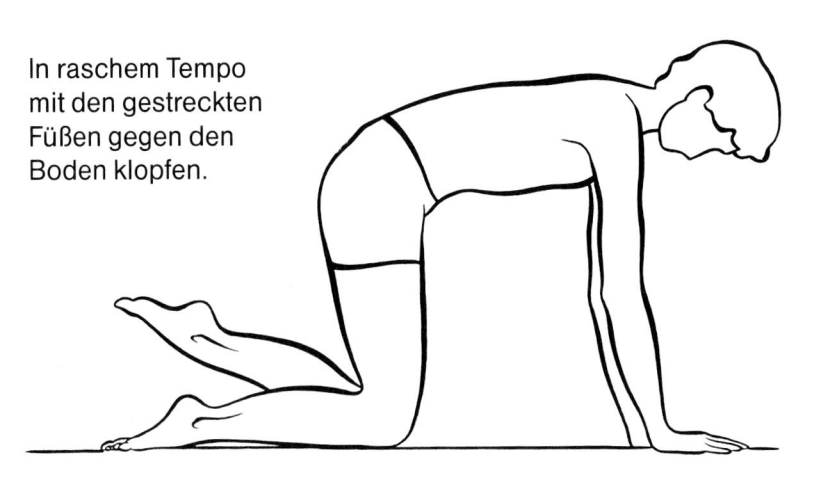

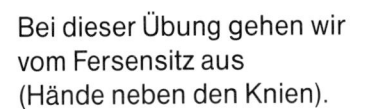

In raschem Tempo mit den gestreckten Füßen gegen den Boden klopfen.

Ristdehnen

Bei dieser Übung gehen wir vom Fersensitz aus (Hände neben den Knien).

Abwechselnd das rechte und linke Knie zum Brustkorb heraufziehen, dann beide Knie gleichzeitig. Das Körpergewicht **bleibt** während den Übungen auf den Fersen. Die Füße bleiben am gleichen Ort.

a) Aus dem Knie-Handstand (siehe S. 70) Knie vom Boden abfedern und langsam zum Boden zurück.

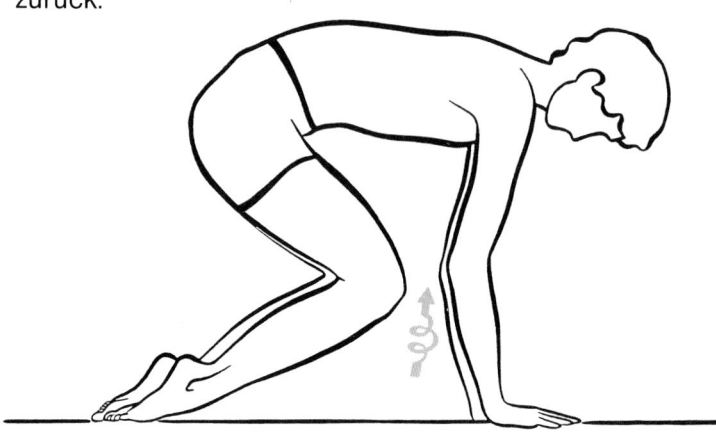

b) Zuerst Übung a), dann die Beine strecken.
Kommando:
federn, federn – strek-ken
federn, federn – strek-ken usf.
Mehrere Male üben.

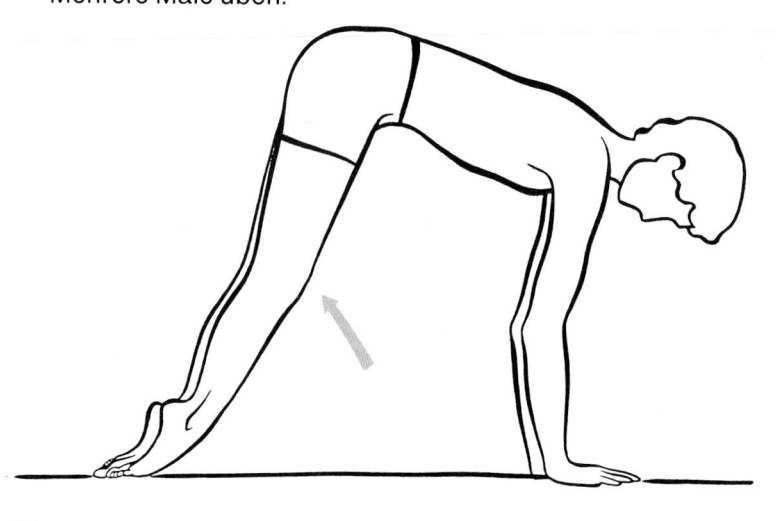

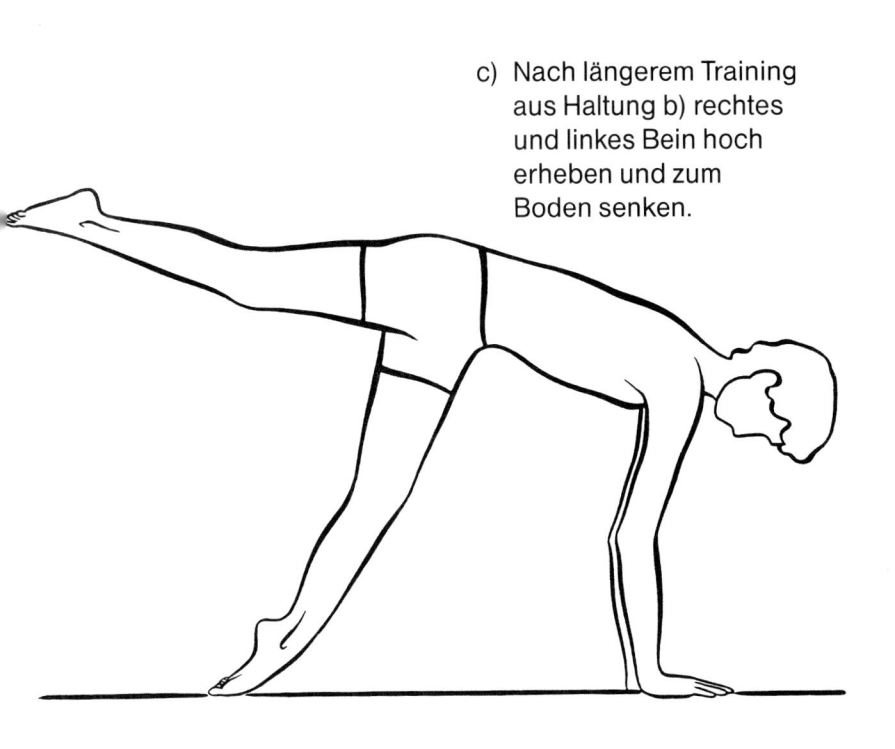

c) Nach längerem Training aus Haltung b) rechtes und linkes Bein hoch erheben und zum Boden senken.

d) Aus Haltung a) zum Sprung kommen – dabei schlagen die Fersen gegen das Gesäß.

Vorübung: Federnd den rechten und linken Fuß abwechselnd gegen das Gesäß schlagen.

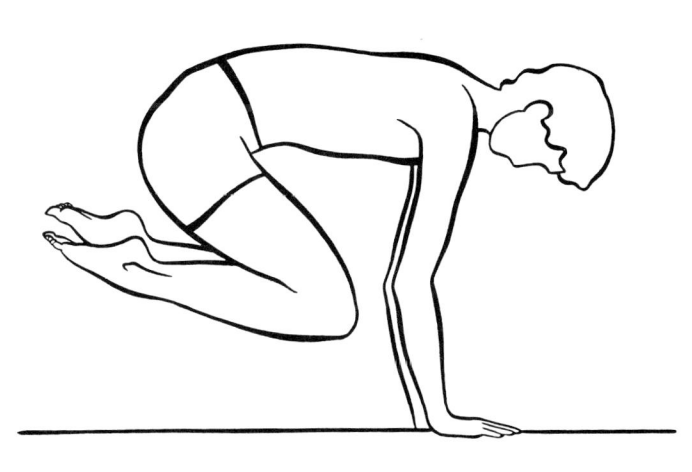

Fußgymnastik im Stehen und Gehen

«Liftübung» an der Wand

Ausgangsstellung:
Füße 20 cm von der Wand entfernt, Fersen geöffnet, Zehen zueinander gerichtet. Rücken und Kopf fest an der Wand.

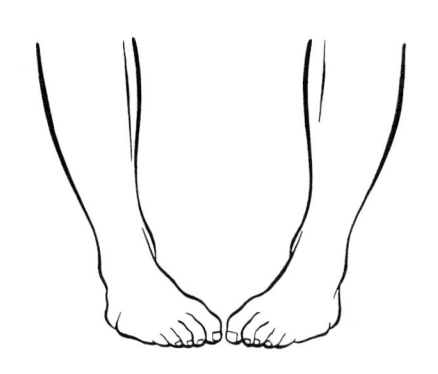

Knie nach außen drängend beugen, so daß das Gewicht auf die Außenkante der Füße verlegt wird. Dabei bleiben die Zehen auf dem Boden. Der Körper gleitet an der Wand entlang nach unten und beim Strecken der Knie wieder nach oben («Lift»), **ohne den Kontakt mit der Wand zu verlieren.**

Mehrmals das Beugen und Strecken wiederholen. Dann die Füße gut ausschütteln.

Übung zum Training der Achillessehne und der Wadenmuskulatur

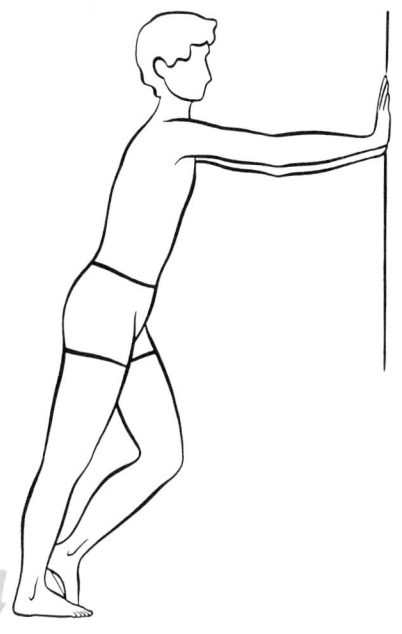

Mit leichtem Vorlehnen sich gegen eine Wand stützen. Rücken bis zur Ferse in einer Linie.

Eine Ferse mit kräftigem Druck gegen den Boden drängen, während der andere Fuß zum Ballenstand erhoben wird.

Rechts und links in langsamem, dann in lebhaftem Wechsel üben.

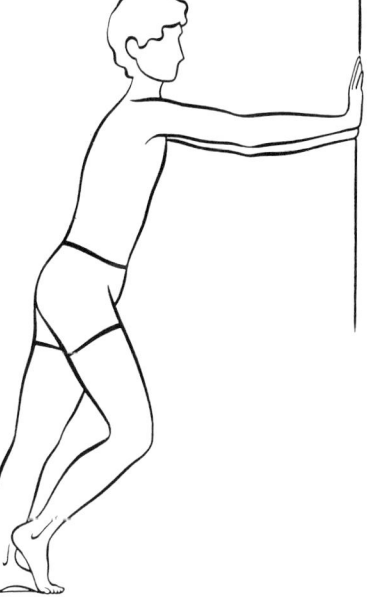

Kräftigungsübung

Ausgangshaltung:

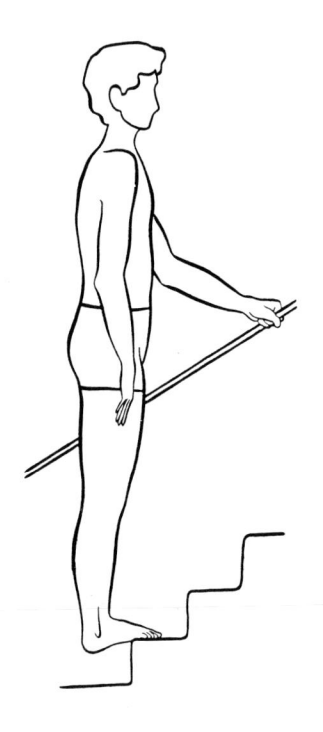

Auf einer Treppenstufe (oder einem großen, dicken Buch) stehen, Hand am festem Halt. Nur die Zehen stehen auf dem Rande der Stufe in einer Linie. Fersen sind dann geöffnet.

Fersen federnd nach unten dehnen, dann die Füße zum hohen Ballenstand erheben. Mehrmals im Wechsel üben.

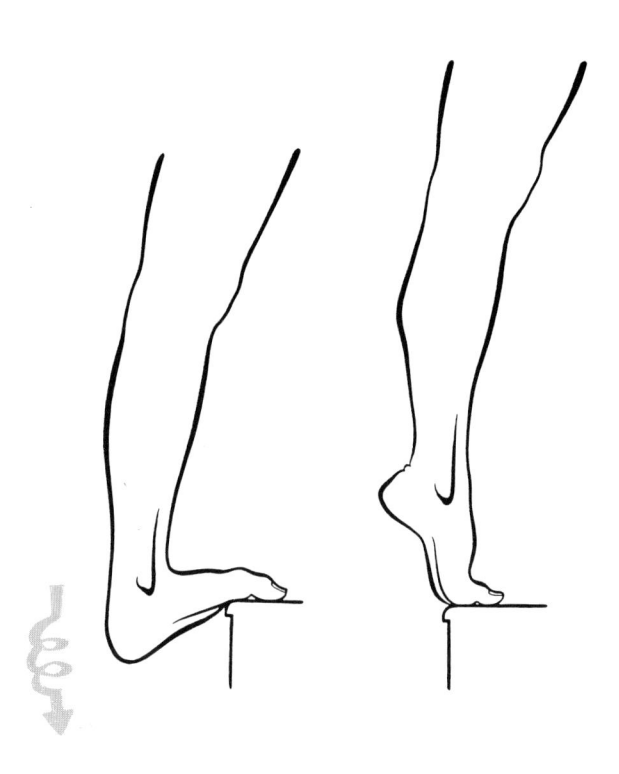

Übung zum Training der Muskeln des Längsgewölbes

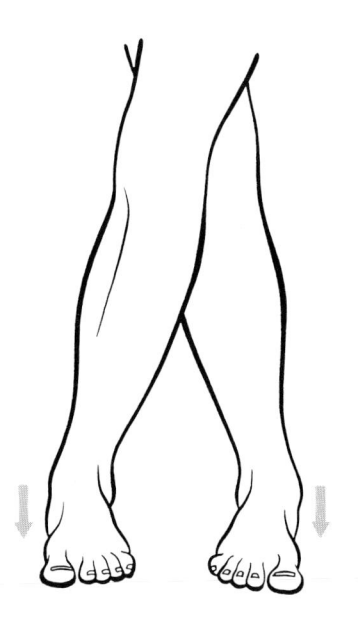

Ausgangshaltung:
Beine weit kreuzen,
Füße exakt parallel.

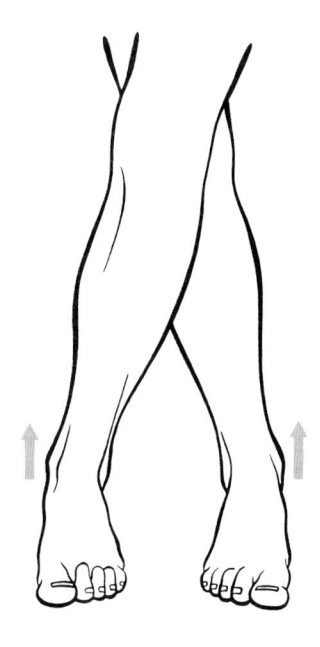

Federnd die Fersen vom Boden erheben und wieder senken zur Ausgangsstellung. Mehrmals wiederholen, dann das andere Bein überkreuzen.

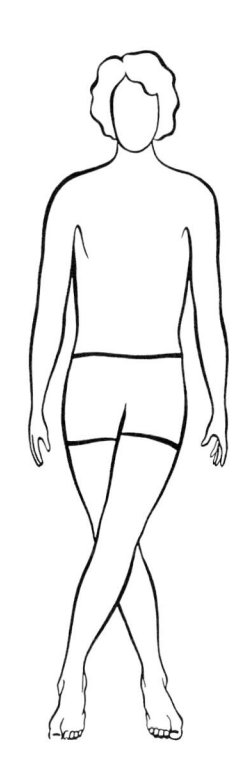

Verwringungsübung zur Kräftigung des Längsgewölbes

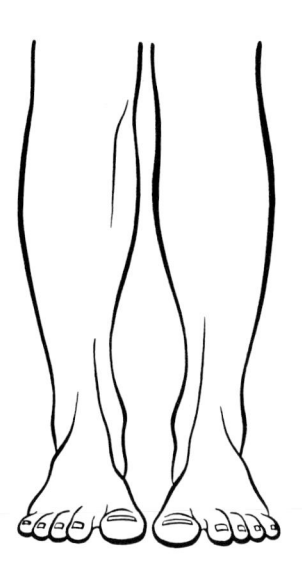

Ausgangshaltung:
Parallele Grundstellung.

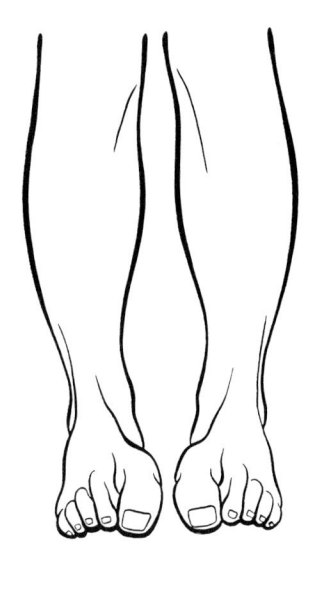

Die Innenkanten der Füße aufziehen, dabei bleiben die Zehen am Boden. Wieder zurück zur Ausgangshaltung. Mehrmals wiederholen.

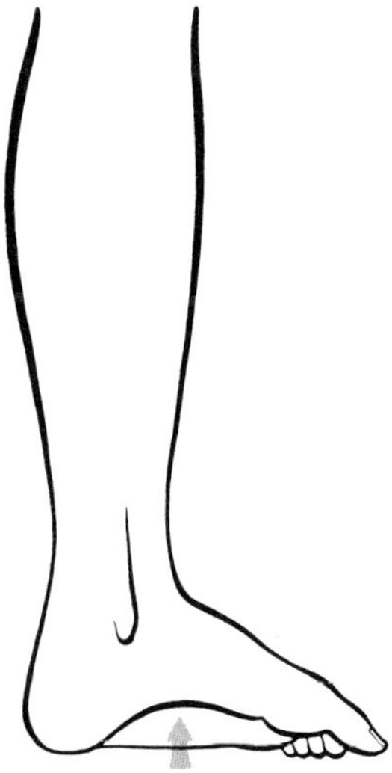

«Tunnelübung» im Stand

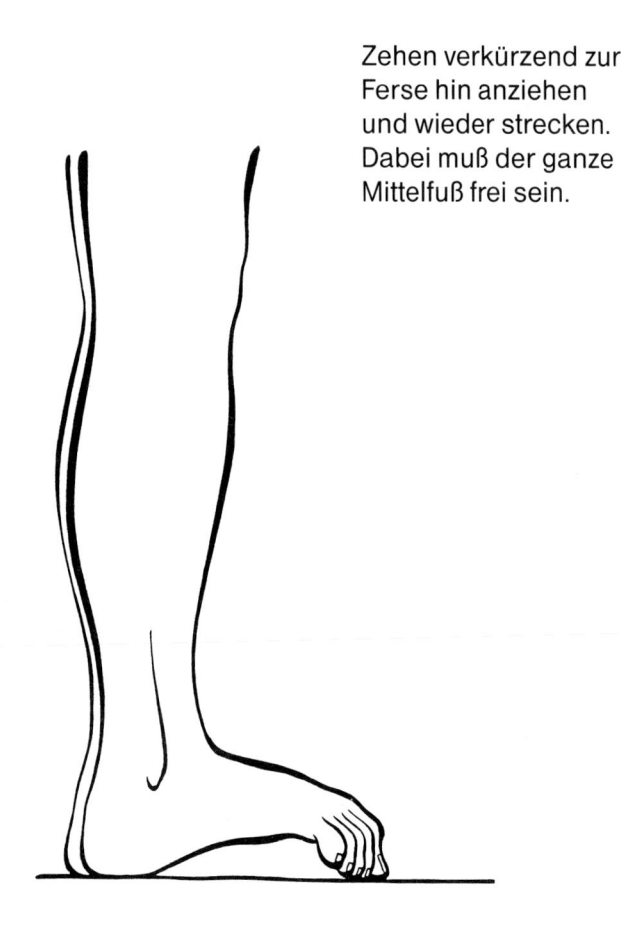

Zehen verkürzend zur Ferse hin anziehen und wieder strecken. Dabei muß der ganze Mittelfuß frei sein.

Diese Übung stärkt die Zehenmuskeln und -bänder und hebt die Quergewölbe.

Vorwärtsgehen im «Tunnelgang» und im Außenkantengang

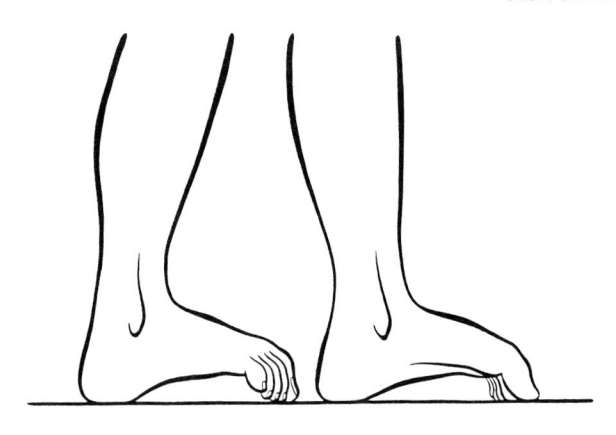

Vorwärtsgehen im «Tunnelgang»:
Zehen und Fersen auf dem Boden, Fußmitte erhoben.

Vorwärtsgehen im Außenkantengang:
Belastung auf der Außenkante der Füße, Innenseite erhoben. Zehen bleiben in Kontakt mit dem Boden.

8 mal «Tunnelgang» und 8 mal Außenkantengang im Wechsel.

**Fußübung in der Knie-
beuge mit Partner oder
mit einem festen Halt**

Ausgangshaltung:

Partner stehen sich gegenüber und geben sich
die Hände oder umfassen
die Handgelenke des
Partners.

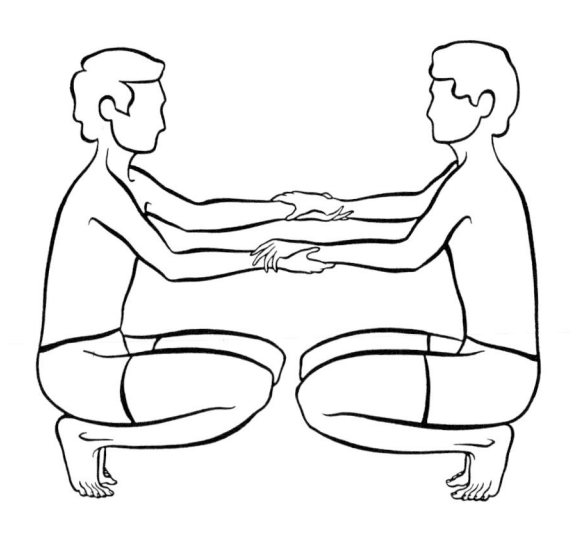

Mit geradem Rücken in die
Kniebeuge gehen –
Ballenstand.

Gewicht nach rückwärts verlegen – bis die Fersen ganz auf dem Boden sind. Wieder zurück zum Ballenstand und den Rücken wieder strecken. Wechsel mehrmals wiederholen.

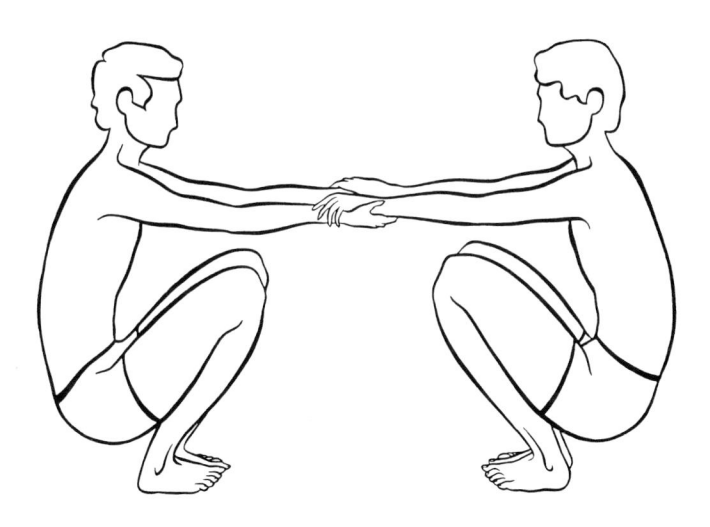

Fußgymnastik mit dem Stab

Stabübung I

Stab unter die Ballengelenke legen
und belasten. **Aufrecht** stehen.
Nun das Gewicht des Körpers
leicht nach vorn verlegen.
Dabei muß der Körper gerade in
einer Linie bleiben – ohne
Verkrampfung. Die lockeren Arme
pendeln etwas nach vorn.

Sich ganz auf den Druckpunkt des
Stabes konzentrieren und den
anfänglich empfundenen Schmerz
ableiten durch den Stab in den
Boden. Sehr bald verringert sich
der Schmerz und wird nicht
mehr empfunden.

Dann den Stab unter die Fersen
legen. Nun das Gewicht des
Körpers leicht nach rückwärts
verlegen. Auch jetzt muß der
Körper in einer Linie aufgerichtet
bleiben. Die Arme pendeln
locker etwas zurück. In dieser
Stellung wieder alle Konzentration
auf den Druckpunkt richten und
den Schmerz durch den Stab
in den Boden ableiten, bis
Schmerzlosigkeit erreicht wird. Die
Füße sind nun sehr gut
durchblutet und wohlig warm.

Anschließend Stabrollen (Seite 93).

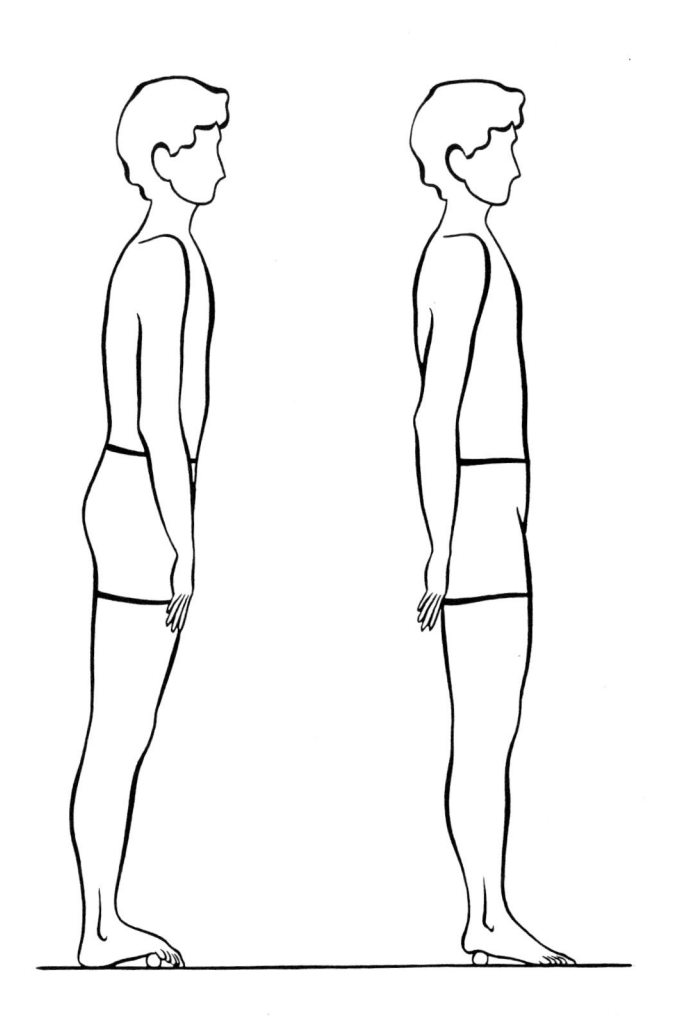

Stabübung II

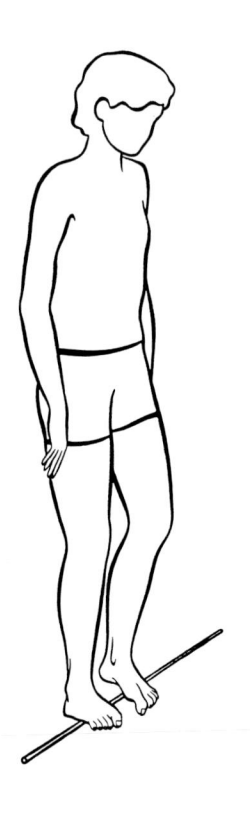

Stab unter die Füße legen. Von einer Seite des Stabes in kleinen Nachstellschritten zur anderen Seite gehen. Dabei soll der Stab nicht mit dem Fuß berührt werden. Zehen und Fersen sind fest am Boden.

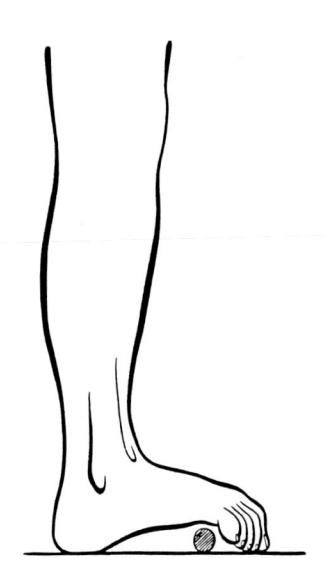

Stabrollen

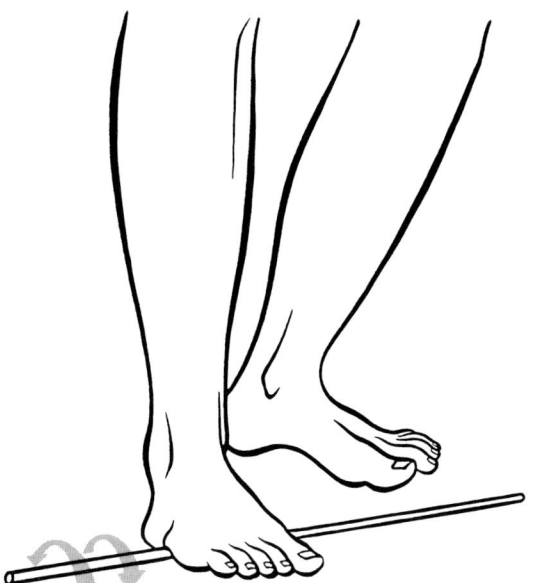

Nach den Stabübungen den Stab unter der Fußsohle kräftig rollen. Dabei bleiben Zehen und Fersen immer auf dem Boden.

Fußgymnastik
mit einem Ball

Übungen mit einem Tennisball

Ausgangshaltung: Bodensitz, Arme rückwärts aufgestützt, Fingerspitzen nach vorn gerichtet. Knie weit geöffnet, Fußsohlen aneinander gelegt.

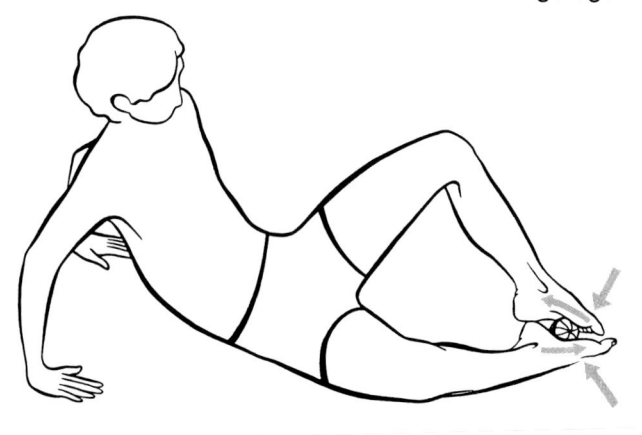

Ball zwischen die Quergewölbe legen und mit kräftigem Druck den Ball unter dem Vorfuß vor- und zurückbewegen. Dabei darf der Ball den Boden nicht berühren. Durch diese Bewegung entsteht eine intensive Selbstmassage im Bereich der Quergewölbe. Zugleich werden die Ausrollermuskeln der Oberschenkel trainiert, die bei der aufrechten Haltung eine wichtige Rolle spielen.

Füße mit dem Tennisball zwischen den Quergewölben am Boden entlang vorwärts schieben, bis die Beine gestreckt sind. Wieder zur Ausgangshaltung zurück. Mehrmals wiederholen.

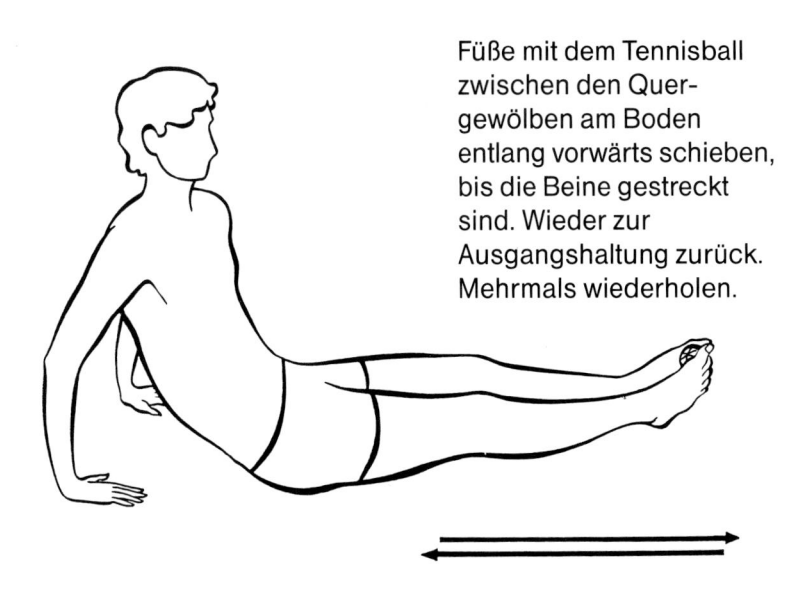

Mit dem Tennisball zwischen den Quergewölben die Beine diagonal vorwärts ausstrecken und wieder zurückführen zur Ausgangshaltung.

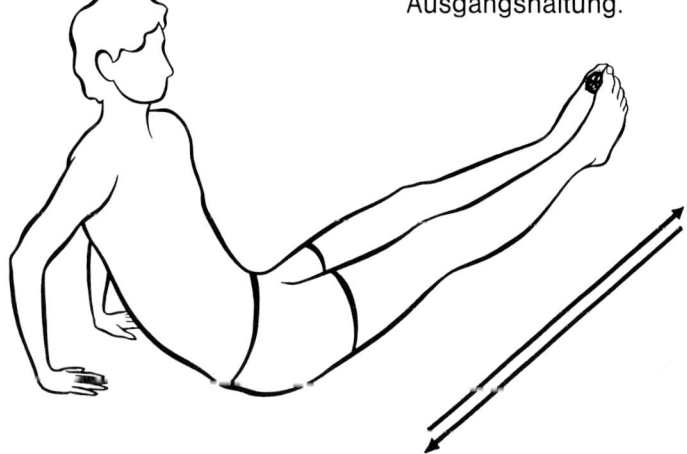

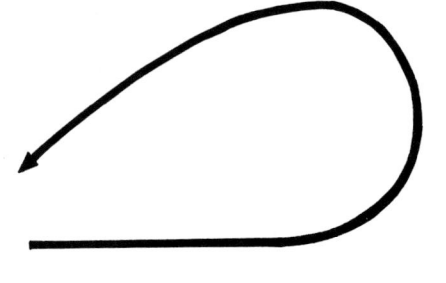

Mit dem Tennisball zwischen den Quergewölben Beine am Boden entlang ausstrecken und die gestreckten Beine bis zur Diagonalen erheben. Zurückführen zur Ausgangshaltung.

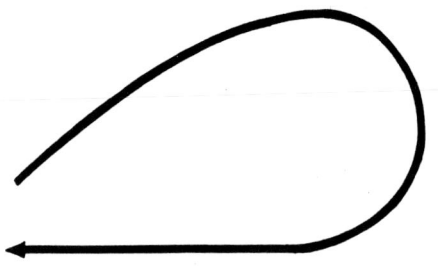

Dann die Beine diagonal vorwärts ausstrecken – die Beine zum Boden senken und zurückgleiten zur Ausgangshaltung.

**Ballhochwerfen und
-auffangen**

Beine mit dem Ball
zwischen den Quergewölben zuerst federnd
auf- und abbewegen.
Dann im Rhythmus den
Ball hochwerfen,
auffangen und nachfedern,
Ball hochwerfen, fangen,
nachfedern usf.

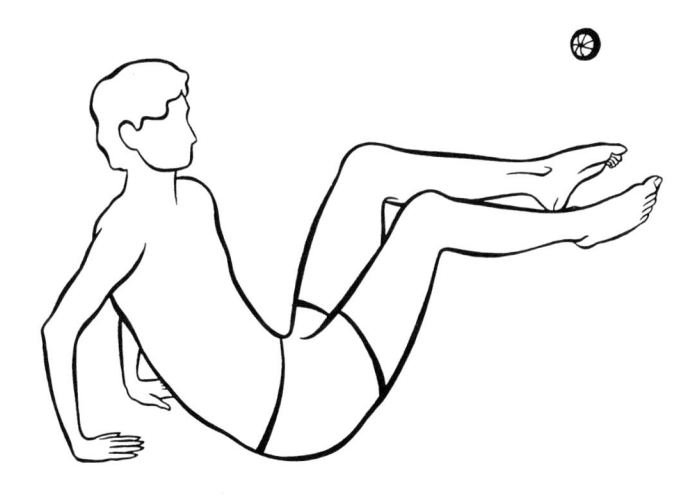

Ballrollen

Ausgangshaltung:
Sitz auf einer Stuhlkante
oder Stand.

Den Tennisball unter das Quergewölbe legen, Ferse berührt den Boden. Den Ball mit kräftigem Druck zum Ansatz der Ferse rollen. Nun berührt die Zehenspitze den Boden.

Mit kraftvollem Druck den Ball wieder zwischen die Ballenpunkte zurückrollen. Nun berührt die Ferse den Boden, und die Zehen umgreifen den Ball wie die Finger einer Hand den Ball umfassen würden. Mehrmals rechts und links üben.

101

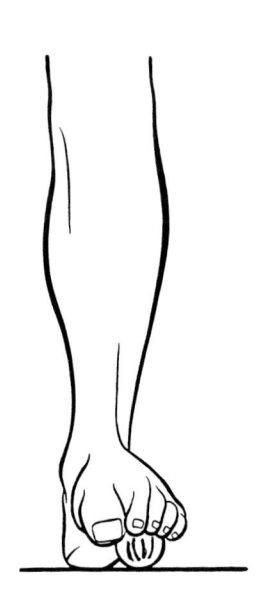

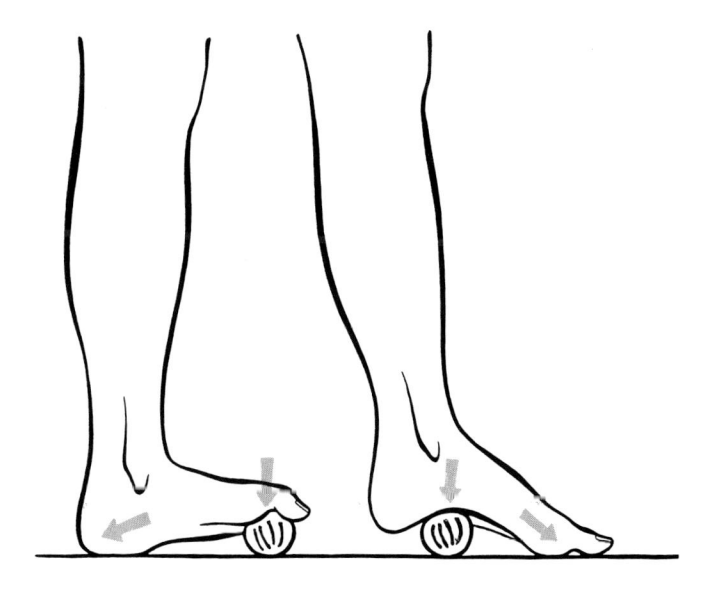

**Vorwärts- und
Rückwärtsgehen
mit einem Tennisball
zwischen
den Großzehballen**

Ausgangshaltung:
Stand.

Tennisball zwischen die
Großzehballen nehmen.
(Es muß Luft unter dem
Ball sein; er sollte
nicht auf dem Boden
mitrollen.) Beide Füße
und Beine drücken kräftig
gegen den Ball, dabei
in winzigen Schritten
vorwärts und rückwärts
gehen.
Danach Füße gut
ausschütteln.

103

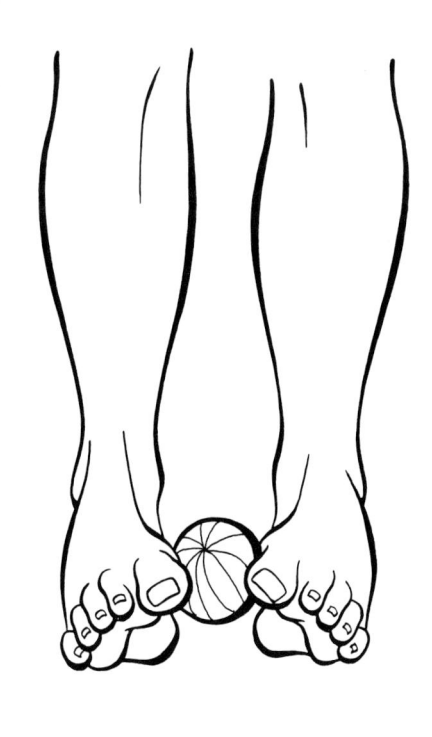

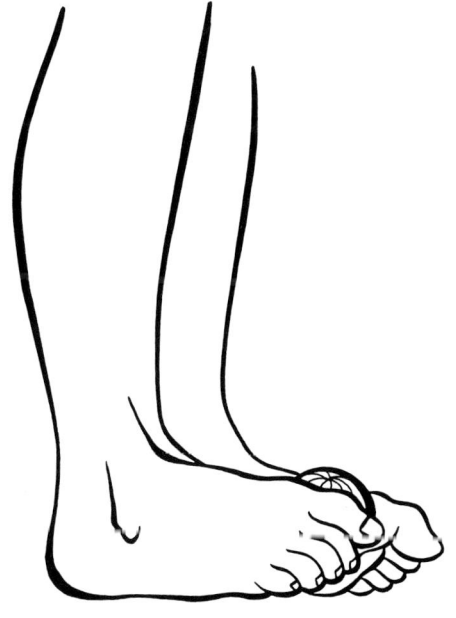

**Fußgymnastik
mit Partner**

Partnerübung I

Gegenüber sitzend reicht ein Partner dem anderen den Ball (Tennisball oder auch größeren Ball), wobei man sich jeweils ein wenig auf die Hüfte dreht. So kann der Partner den Ball gut abnehmen (siehe Zeichnung).

Dieses Spiel kann intensiviert werden, wenn der Partner den Ball zu halten versucht und der andere alle Kraft mobilisieren muß, um dem Partner den Ball wegzuziehen.

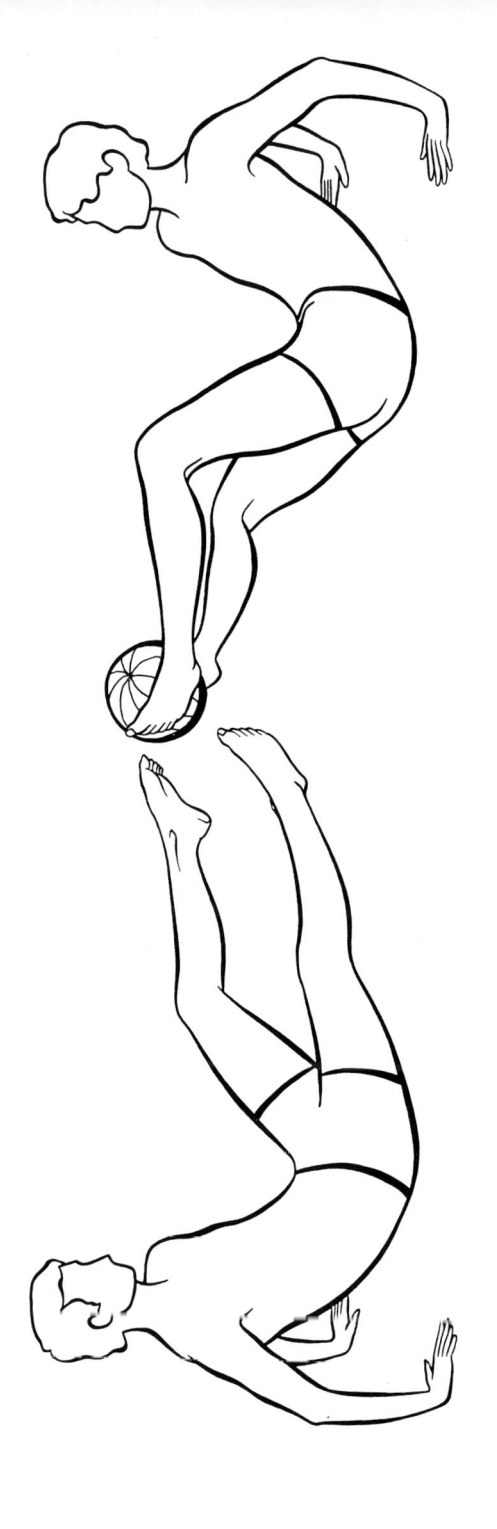

Partnerübung I

Partnerübung II

Ausgangshaltung:
Hintereinander sitzen,
Abstand richtet sich nach
Beinlänge der Partner.

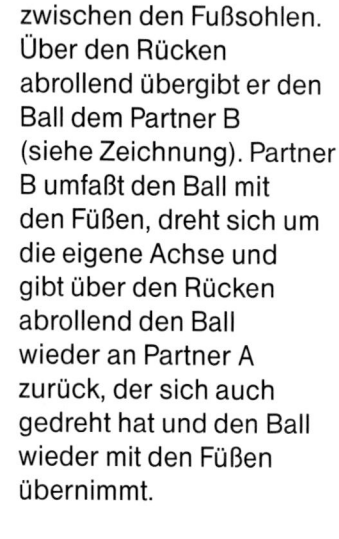

Partner A hält den Ball zwischen den Fußsohlen. Über den Rücken abrollend übergibt er den Ball dem Partner B (siehe Zeichnung). Partner B umfaßt den Ball mit den Füßen, dreht sich um die eigene Achse und gibt über den Rücken abrollend den Ball wieder an Partner A zurück, der sich auch gedreht hat und den Ball wieder mit den Füßen übernimmt.

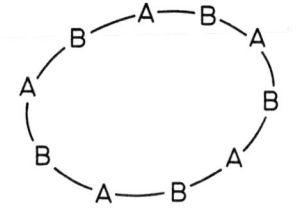

Variante mit mehreren Partnern im Kreis sitzend: Alle mit der linken (resp. rechten) Schulter zur Kreismitte und im Abstand der Körperlänge sitzen. Zurückrollen und dem Partner den Ball übergeben. Wieder zurück zum Sitz und den Ball des vorderen Partners wieder übernehmen.
Alle A-Partner haben zu Beginn einen Ball.

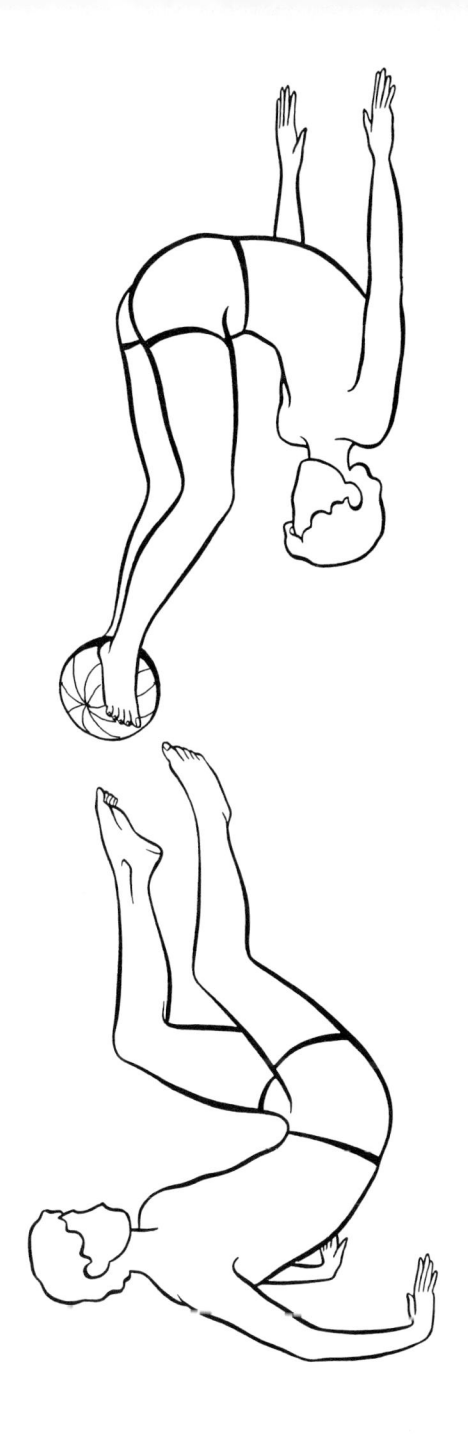

Partnerübung II

**Fußgymnastik
mit Handtuch**

Handtuchübung im Sitzen

Ausgangshaltung:
Sitz auf der Kante eines
Hockers oder Stuhles,
ein weiches Handtuch vor
sich ausgebreitet. Knie
geschlossen, Fersen
geöffnet.

Die Füße mit den geöffneten Fersen so
auf den Rand des Tuches stellen,
daß alle Zehen in einer Linie liegen,
damit sich auch die kleinen Zehen
an der Greifbewegung beteiligen
können.
Die Fersen bleiben während der ganzen
Übung **außerhalb** des Tuches fest
auf dem Boden (siehe Zeichnung).
Die Zehen ergreifen das Tuch und
ziehen es unter den Fuß im Sinne
des Zusammenraffens (siehe
Zeichnung), bis das Tuch unter der
Fußmitte angelangt ist – also immer
wieder greifen – unterziehen – wieder
greifen – unterziehen, usf. (Knie
bleiben geschlossen).

113

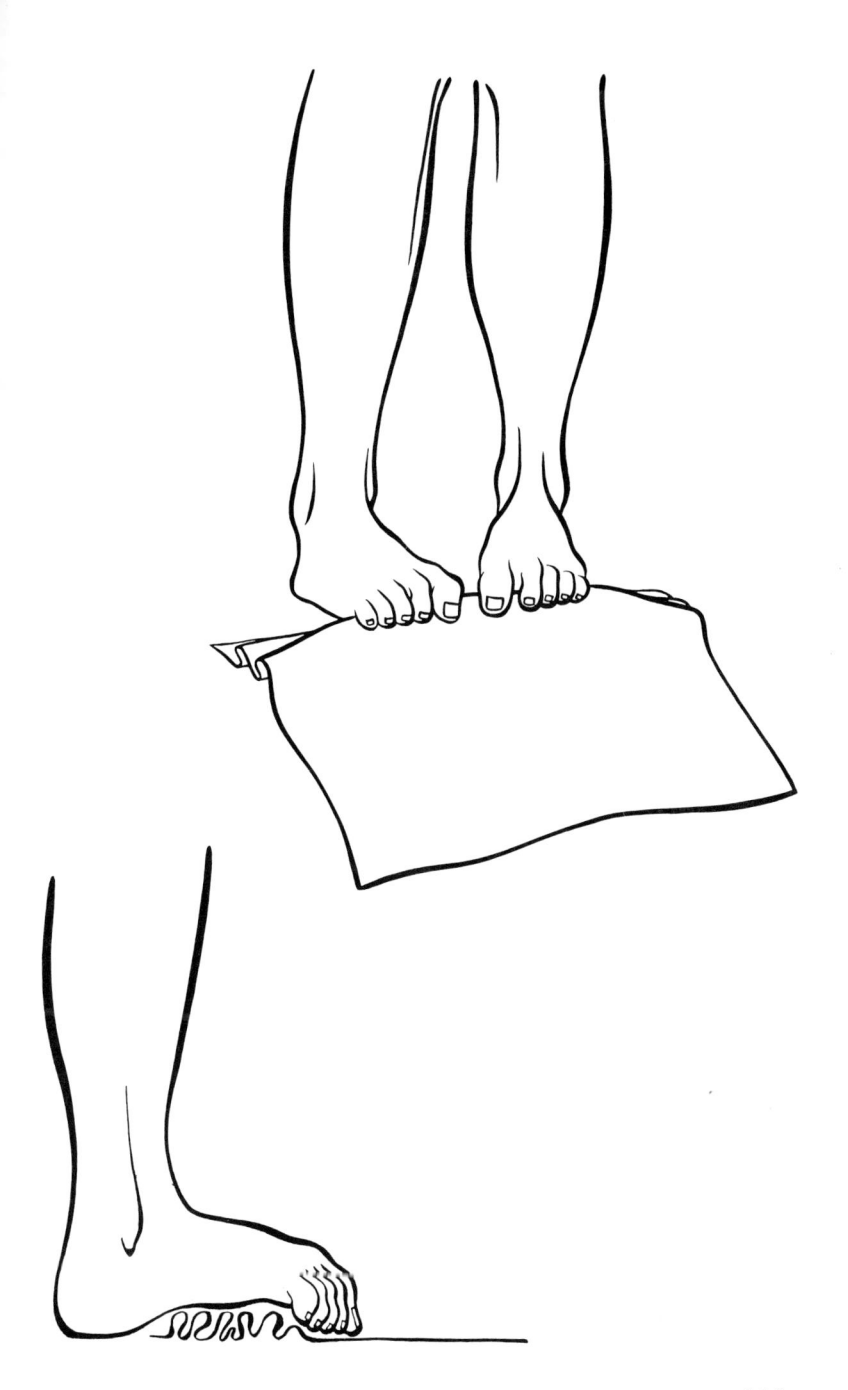

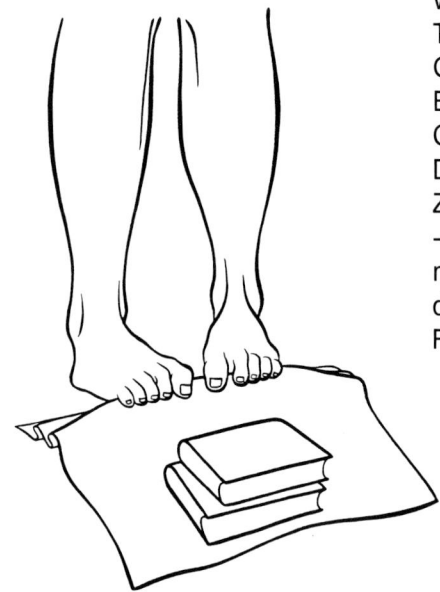

Die Wirkung dieser Übung läßt sich noch steigern, wenn man das Ende des Tuches durch ein Gewicht beschwert (z. B. Bücher o. ä.) und dieses Gewicht langsam steigert. Die Kräftigung der Zehenmuskeln und -bänder wird dadurch meßbar, was besonders Kindern Anreiz und Freude bedeutet.

Die Zehenmuskeln sind die Gewölbeträger. Die **tägliche** Ausführung der Handtuchübung ist ein Garant für die Fußgesundheit. Wenn das Tuch mit der Beschwerung darauf in der Ecke des Badezimmers oder eines Raumes mit glattem Boden liegen bleiben kann, ist die Trägheit, die der täglichen Wiederholung entgegensteht, schon weitgehend überwunden.

**Fußgymnastik
in Spielform**

Murmelspiel

Alle Beteiligten sitzen im Kreis um einen Korb oder eine Schale. Jeder Mitspieler bekommt zehn oder zwanzig Murmeln (oder Haselnüsse), die er vor die Füße legt.
Auf den Zuruf «los» greift jeder Spieler abwechselnd mit den Zehen des rechten und linken Fußes eine Murmel und wirft sie in den Korb.
Wer zuerst seine Murmeln im Korb hat, hat gewonnen.

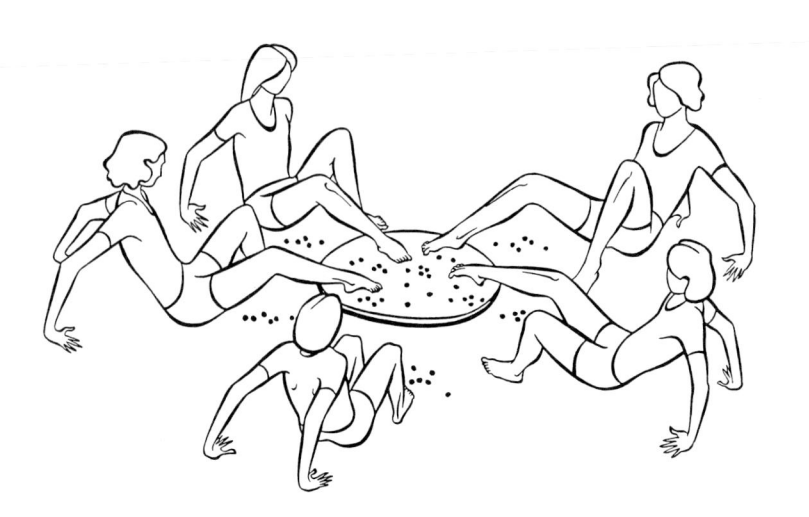

Tuchspiel
(im Bodensitz)

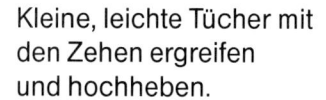

Kleine, leichte Tücher mit den Zehen ergreifen und hochheben.

Später: ein Fuß übernimmt in der Luft das Tuch, das der andere Fuß mit den Zehen aufgehoben hat.

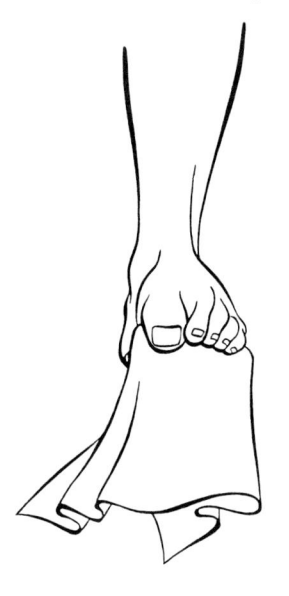

Bleistiftspiel
(im Bodensitz)

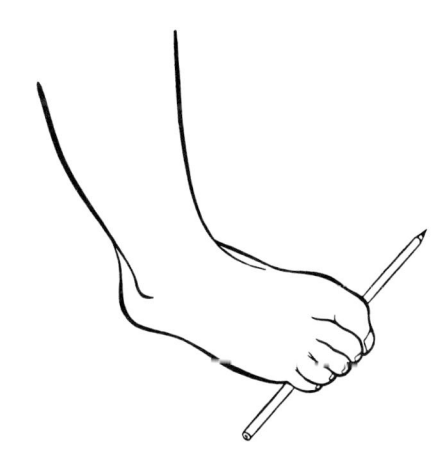

Mit den Zehen einen am Boden liegenden Bleistift ergreifen und aufheben.

Später: Der andere Fuß übernimmt in der Luft den Bleistift und gibt ihn wieder zurück.

Variation: Mit dem Bleistift zwischen den Zehen schreiben oder zeichnen.

**Auf Medizinbällen,
Teigrollern
oder Weinflaschen rollen**

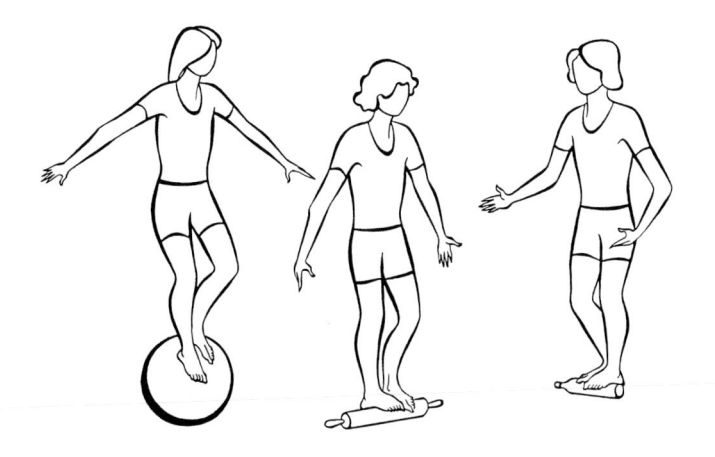

Therapie für die
Beweglichkeit der Kniegelenke

Unterschenkelbaumeln

Bei Kniebeschwerden erreicht man gute Ergebnisse mit Übungen im statisch entlasteten Zustand, z.B. im Wasser oder in der Rücken- oder Bauchlage. Hier sollte eine **Physiotherapeutin** die individuell angezeigten Übungen vermitteln.

Bei Beinbeschwerden ist es ganz besonders wichtig, Schuhe zu tragen, die eine weiche, federnde Sohle und flache Absätze haben. Die weiche Sohle fängt den Stoß auf, und die flachen Absätze gewährleisten die richtige Statik der Beine (siehe Seite 9ff.). Ist Übergewicht vorhanden, so sollte es gezielt abgebaut werden, damit der Druck auf die Kniegelenke reduziert wird.
Eine ganz einfache Bewegungstherapie, die die Beweglichkeit der Kniegelenke im entlasteten Zustand fördert, ist die hier aufgezeichnete:
Man sitzt auf einem großen Tisch, sützt die Hände rückwärts auf und läßt die Unterschenkel «baumeln», d.h. während ein Unterschenkel bis zur Streckung hochschwingt, schwingt der andere Unterschenkel unter den Tisch. **Achtung:** Das Knie jeweils nur **weich** zur Streckung bringen; abruptes Durchstrecken wäre hier schädlich.

121

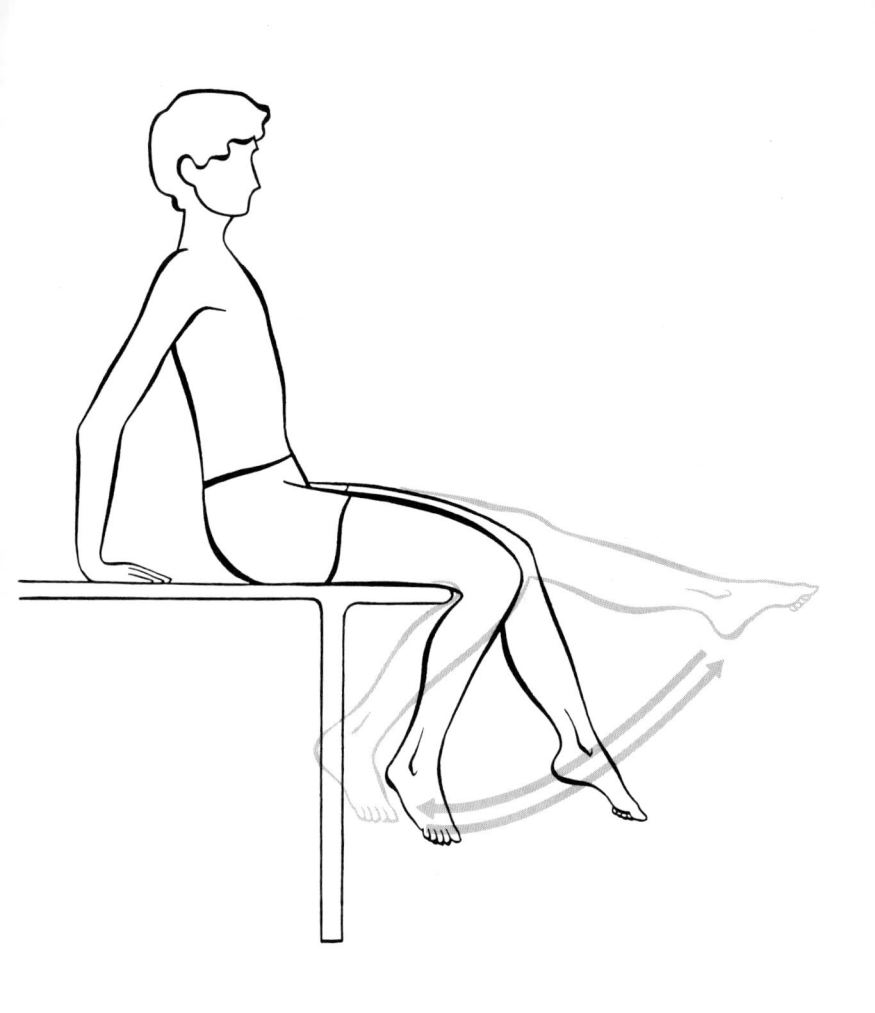

Venengymnastik

Vorwort
zur Venengymnastik

Auf Seite 5 habe ich schon kurz auf die Venenerkrankungen hingewiesen.
Obwohl das vorliegende Buch vor allem Übungsmaterial, das sich in langjähriger Erfahrung als wirksam erwiesen hat, aufzeigen und im Ablauf darstellen soll, möchte ich diesem Kapitel noch ein paar aufklärende Worte vorausschicken.
Beinleiden entstehen in der Jugend. Sichtbar und spürbar werden sie meist erst später, besonders in der zweiten und dritten Lebensperiode.
Bei Venenschwäche, die später zur Venenerweiterung, zur Entzündung der Venenwände, zu Beingeschwüren, Thrombosen und Embolie führen kann, ist frühzeitiges Erkennen von großer Wichtigkeit. Hier hilft der Spezialarzt, der die Ursachen abklärt: Schlechte Verdauung und damit verbundenes Übergewicht, Lymphstauungen, falsche Lebensgewohnheiten, stehende oder sitzende Berufsarbeit usw. müssen als Ursachen erkannt werden. Erst dann kann mit einer Therapie oder Änderung der Lebensweise begonnen werden.
Fuß- und Beingymnastik ist **eines** der Mittel im Kampf gegen Krampfadern – aber ein sehr wirksames, weil durch die Muskelbetätigung eine Massage auf Venenwände und -klappen erreicht wird. Das ist die wichtigste Hilfe beim Rücktransport des venösen Blutes zum Herzen. Hier spielt auch die vertiefte Atmung eine große Rolle.
Werdende Mütter haben – mitbedingt durch das wachsende Kind – oft Venenbeschwerden. Während der Schwangerschaft sollten deshalb jeden Tag vor dem Aufstehen und während des Tages einige der nachfolgend beschriebenen Venenübungen ausgeführt werden. Damit wird der Rückfluß im Bereich der Füße, der Beine, der Leisten und des Beckens gefördert.
Hautpflege, Wasseranwendungen, besonders auch das Schwimmen in kühlem Wasser, Hautpflege, richtige

Lagerung während der Nacht (siehe S. 128f.),
Stützstrumpfhosen mit separat gewobenem Großzehteil (Firma
Knellwolf, Zürich), gutes Schuhwerk, gesunde Ernährung
und vieles mehr sind ebenfalls Mittel im Kampf gegen venöse
Beinleiden.
Aber alles nützt nichts ohne **Bewegung,** d. h. **gezielte
Gymnastik,** die in den Tagesablauf integriert wird. Ein
ausgezeichnetes Kreislauftraining ist das Wandern oder ein
täglicher Spaziergang mit ausgreifenden Schritten,
wodurch die Muskelpumpe der Beine in Funktion gesetzt wird
(siehe S. 145ff.).

Nochmaliger Hinweis:
Venenkrankheiten wie Thrombosen, Beingeschwüre (offene
Beine) oder arterielle Durchblutungsstörungen gehören
immer in die Hände des Facharztes. Ebenfalls der
Kompressionsverband oder der maßgefertigte Gummi-
strumpf.

Als vorbeugende Maßnahme – bis zur Arztkontrolle – auf die
schmerzende Stelle Quark- oder Lehmwickel auflegen.

Rückflußfördernde Ruhehaltung

Rückflußfördernde Ruhehaltungen

I.
Rückenlage, Unterschenkel bis zur Kniekehle aufgelagert auf Sessel oder Bett, so, daß der **ganze** Unterschenkel aufliegt. Zusätzlich kleines, hartes Kissen unter das Becken legen. In dieser Haltung 3 bis 4 mal tief durchatmen und bei jeder Ausatmung die Bauchdecke nach rückwärts/aufwärts ziehen, wodurch der Rückfluß des venösen Blutes unterstützt wird. Danach den Atem sich selbst überlassen (Schlafatmung).

II.
Auf einem schrägen Brett liegen und fünfzehn Minuten ruhen. Atemführung wie bei I., 3 bis 4 mal tief durchatmen, dann den Atem sich selbst überlassen.

III.
Das Bett am Fußende durch Holzklötze (o. ä.) 6 bis 8 cm erhöhen, so, daß der **ganze** Körper in einer minimalen Schräglage ist. Keilkissen am Fußende schaden mehr, als sie nützen, da die Kniekehlen dann nicht unterstützt sind.

Wichtig: Nach Ruhehaltung **nie schnell**, sondern in Etappen aufstehen (siehe S. 130).

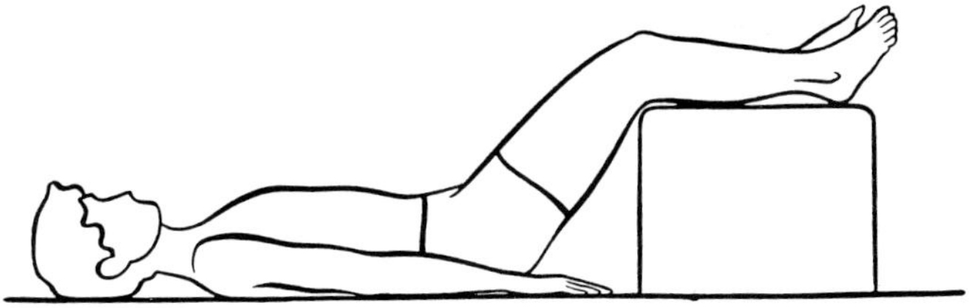

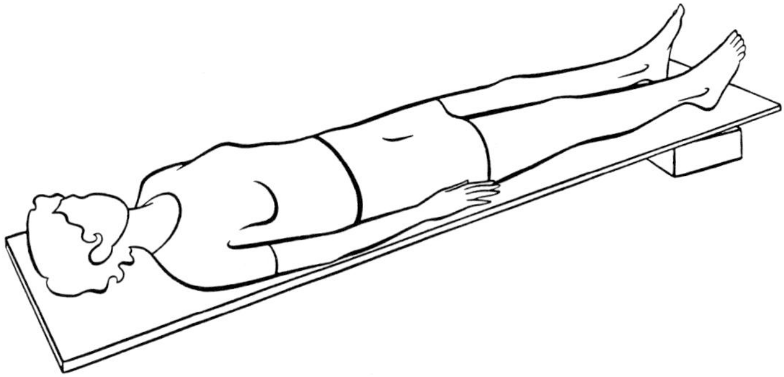

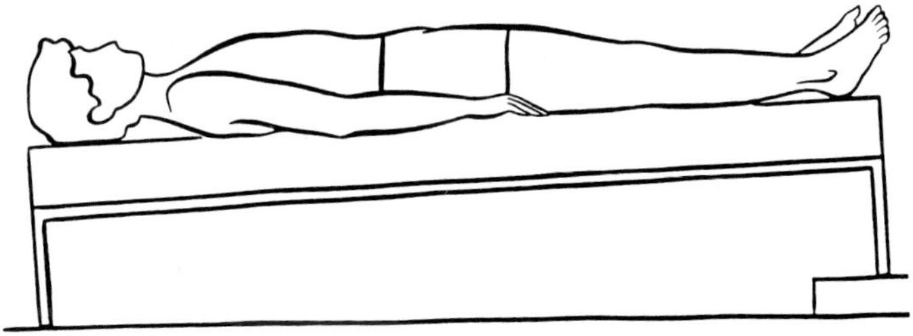

**Etappenweises Aufrichten
nach venenentlastenden
Übungen und Ruhehaltungen**

Aufrichten vom Boden

- Zuerst zur Seitenlage rollen, Knie anbeugen; dann

- Füße im Fußgelenk kräftig anbeugen und strecken;

- mit Hilfe der Arme und Hände aufrichten zum Sitz; ruhig durchatmen;
- zum Kniestand; gut durchatmen;

- zum Stand; durchatmen.

Aufrichten vom Bett

- Zuerst zur Seitenlage rollen, Knie anbeugen; dann

- Füße im Fußgelenk kräftig anbeugen und strecken;

- mit Hilfe der Arme und Hände aufrichten zum Sitz; ruhig durchatmen;

- Unterschenkel über Bettrand; gut durchatmen;

- zum Stand; durchatmen.

Nun ist der Körper zur Bewegung bereit.

Durch etappenweises Aufrichten des Körpers wird Schwindelgefühl verhindert. In Extremfällen kann zu schnelles Aufstehen zur Ohnmacht führen.

Venengymnastik

Venengymnastik in Rückenlage

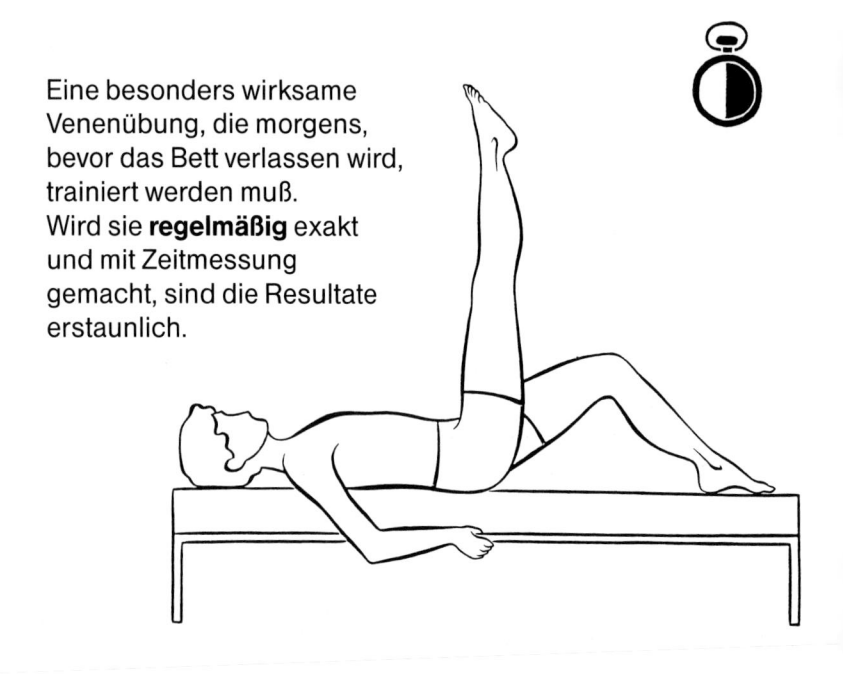

Eine besonders wirksame Venenübung, die morgens, bevor das Bett verlassen wird, trainiert werden muß.
Wird sie **regelmäßig** exakt und mit Zeitmessung gemacht, sind die Resultate erstaunlich.

Am Rande des Bettes liegend, das äußere Bein ganz gestreckt zur Decke erhoben, das andere Bein angebeugt, aufgestellt. In dieser Stellung während **30 Sekunden** folgende Übungen mit äußerster Intensität ausführen:

1. Zehen zur Faust ballen und spreizen (ca. 8 mal).

2. Fuß im Fußgelenk kräftig auf- und abbewegen (ca. 8 mal).

3. Fuß nach rechts und links bewegen (ca. 8 mal).

4. Intensives Fußkreisen in beiden Richtungen (ca. 8 mal).

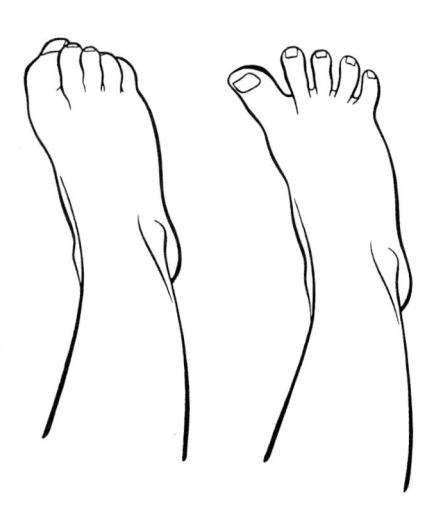

Nach Ablauf der 30 Sekunden das **gestreckte** Bein außerhalb des Bettes senken, so daß das Becken höher liegt als das Bein, und **sofort** während **15 Sekunden** intensives Fußkreisen in beiden Richtungen.

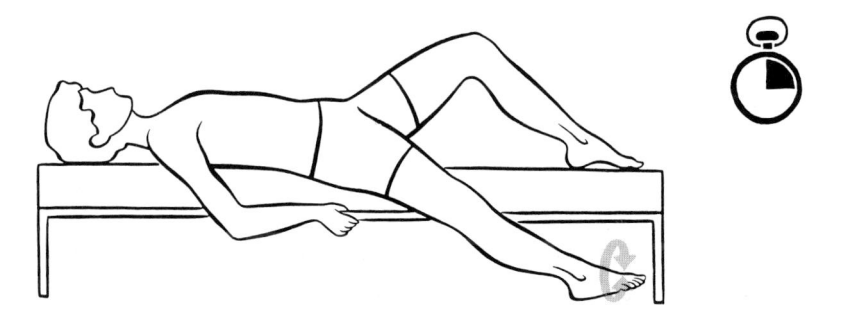

Danach das gestreckte Bein wieder hochheben und die ganze Übung wiederholen. Das wird zuerst als sehr schmerzhaft empfunden, doch schon nach kurzem Training verringert sich der Schmerz zusehends. Nach der Wiederholung Bein durch durchschütteln und dann das andere Bein durchtrainieren.

Beckenaufzug

Ausgangshaltung:
Rückenlage, Fersen erhöht
aufgelegt.

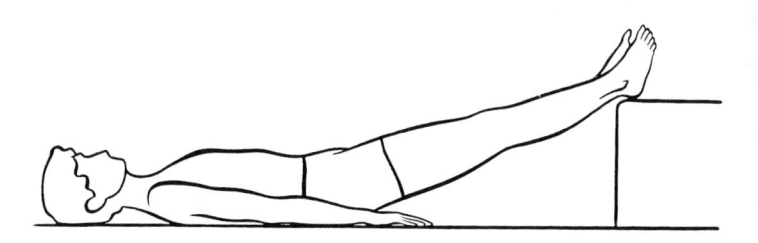

Zuerst das Kreuz gegen die Unterlage drängen. Dann das Becken und den Rücken Wirbel für Wirbel vom Boden abheben, bis zwischen Schultergürtel und Füßen eine Linie entstanden ist.

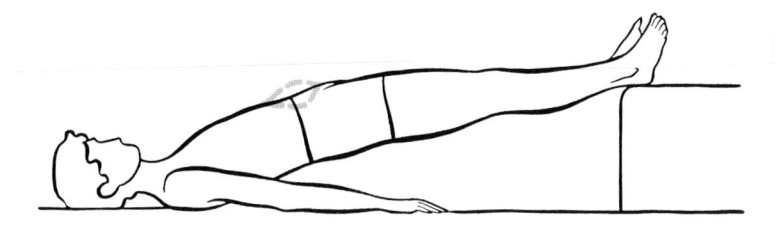

In dieser Haltung 3 mal ruhig und tief durchatmen. Beim Einatmen wölbt sich die Bauchdecke ein wenig vor. Beim Ausatmen die Bauchdecke rückwärts/aufwärts kräftig einziehen. Dadurch wird der Rückfluß des venösen Blutes unterstützt. Mit der dritten Ausatmung den Körper wieder Wirbel für Wirbel an den Boden anschmiegend zurück zur Ausgangshaltung.

**Beckenaufzug:
Steigerungsform I**

Ausgangshaltung:
Rückenlage. Fußsohlen gegen die Kante eines Hockers oder Stuhles. Hände umfassen die Stuhlbeine im oberen Drittel.

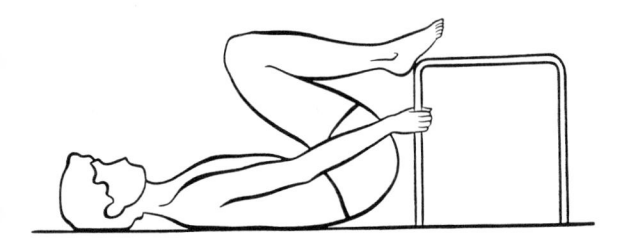

Beckenaufzug und Übungsablauf wie auf S. 134 beschrieben.

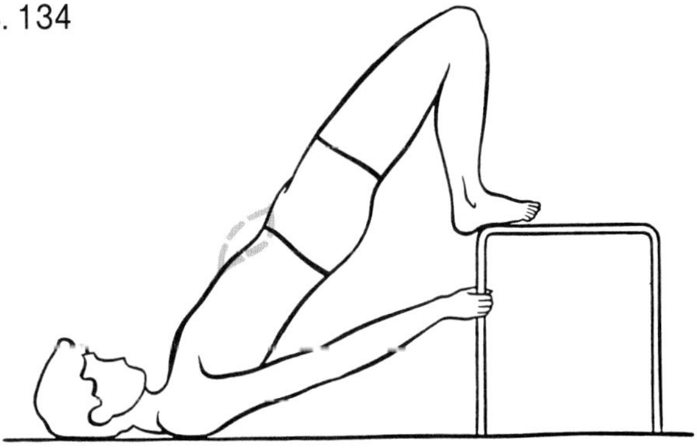

**Beckenaufzug:
Steigerungsform II**
(Kerzenübung an der Wand)

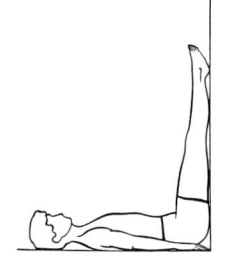

Ausgangshaltung:
Bodensitz, Beine parallel zur Wand ausgestreckt (Wandkontakt).

Körper in Richtung Raummitte drehen und gleichzeitig in die Rückenlage abrollen. Derweil gleiten die Beine an der Wand entlang zur Senkrechten
(s. Zeichnung a). Das Becken sollte im Kontakt mit der Wand sein.
Nun schrittweise an der Wand entlang bis zur Kerzenhaltung (s. Zeichnung b und c).
In dieser Haltung ruhige Tiefatmung mit Einziehen der Bauchdecke bei der Ausatmung, 3 mal.
Mit der dritten Ausatmung an der Wand entlang gleitend das Becken wieder zum Boden senken. Danach im Schneidersitz an der Wand (s. S. 138) ausruhen.
Kerzenübung wiederholen.

Nach Abschluß der Übung zur Seite rollen und Füße intensiv auf und abbewegen. Dann in Etappen aufstehen (s. S. 130).

**Beckenaufzug:
Steigerungsform II**

a)

b)

c)

Nach dieser Übung
Schneidersitz an der Wand.

137

«Schneidersitz» an der Wand
(Ruhehaltung zwischen den
Übungen an der Wand)

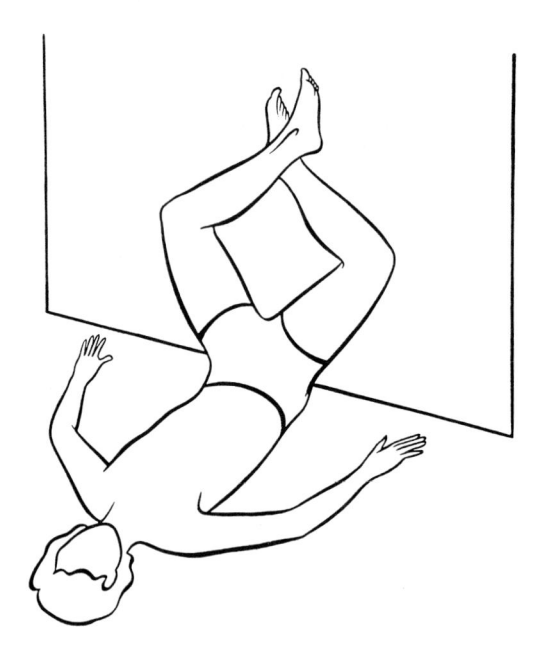

Venentraining

Ausgangshaltung:
Bodensitz, Beine parallel zur
Wand ausgestreckt
(Wandkontakt).

Körper in Richtung Raummitte
drehen und gleichzeitig in
die Rückenlage abrollen.
Derweil gleiten die Beine
an der Wand entlang zur
Senkrechten
(s. Zeichnung a).

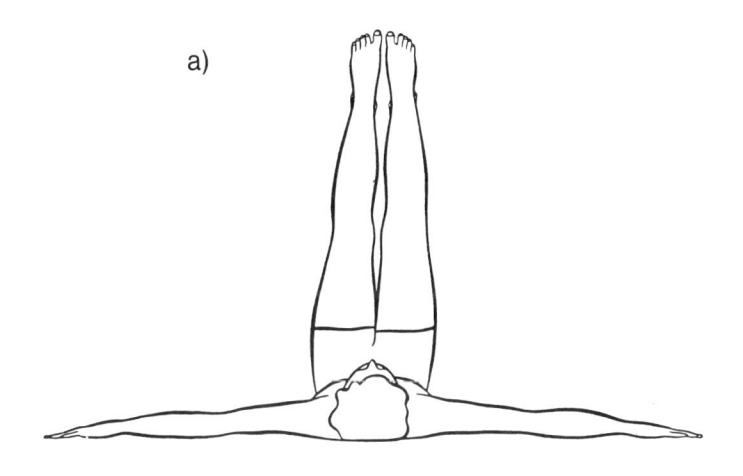

a)

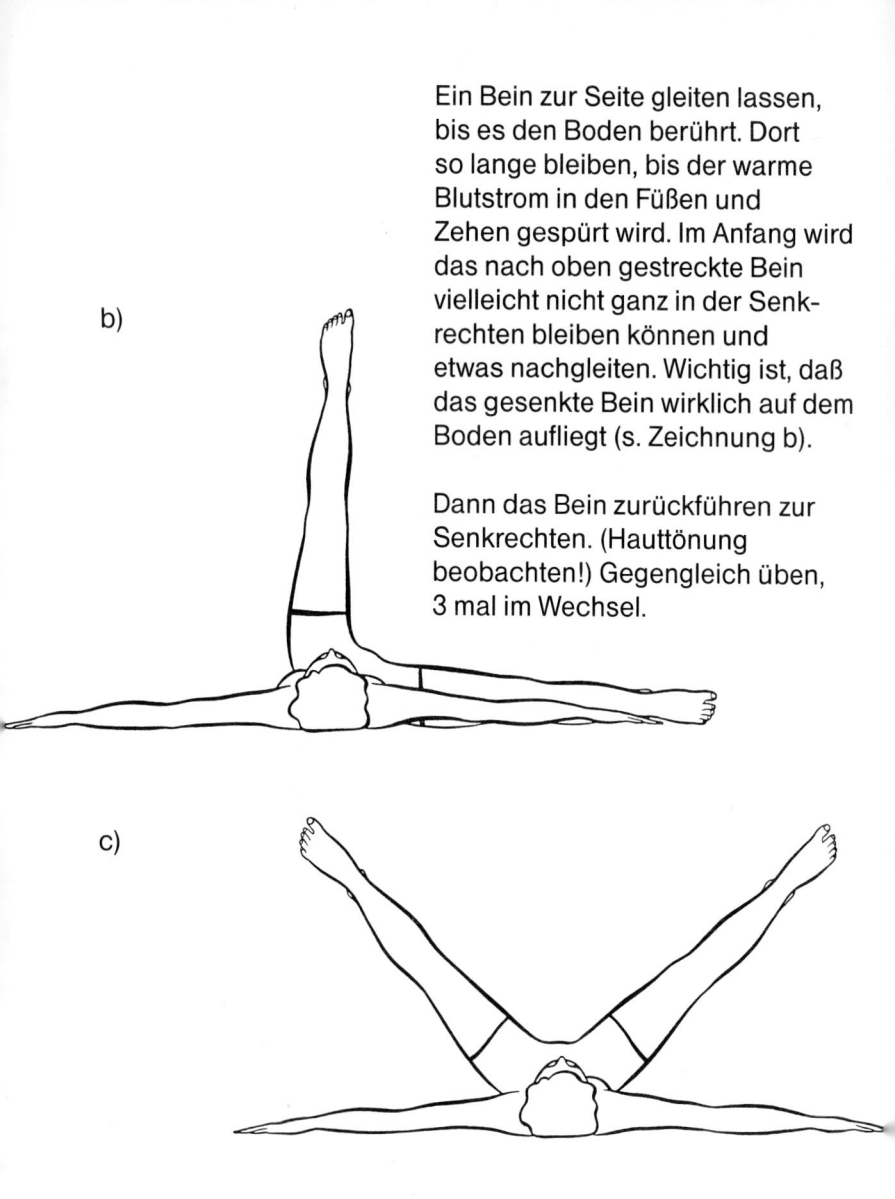

b) Ein Bein zur Seite gleiten lassen, bis es den Boden berührt. Dort so lange bleiben, bis der warme Blutstrom in den Füßen und Zehen gespürt wird. Im Anfang wird das nach oben gestreckte Bein vielleicht nicht ganz in der Senkrechten bleiben können und etwas nachgleiten. Wichtig ist, daß das gesenkte Bein wirklich auf dem Boden aufliegt (s. Zeichnung b).

Dann das Bein zurückführen zur Senkrechten. (Hauttönung beobachten!) Gegengleich üben, 3 mal im Wechsel.

c) Dann die Beine gleichzeitig zur Seite gleiten lassen (s. Zeichnung c). In dieser Stellung etwas verharren und Beine wieder schließen. Mehrmals wiederholen. Dann an der Wand entlang zur Seite rollen und Füße intensiv strecken und anziehen. In Etappen aufstehen (siehe S. 130).

Die «halbe» Kerze
(Venenentlastung)

Ausgangshaltung:
Rückenlage.

Körper aus der Rückenlage zur «halben» Kerze heben. Die Hände stützen das Becken. Hüft-, Knie- und Fußgelenke bleiben in leichter Beugung.
In dieser Beugung bei ruhiger Atemführung so lange verharren, als es anfänglich möglich ist. Allmählich länger in dieser Kerzenstellung bleiben.
Langsam zurück zur Bodenlage – zur Seite rollen und die Füße kräftig strecken und anziehen, dann in Etappen aufstehen (s. S. 130).

Wandern – eine intensive Gymnastik für Füße und Beine

Anregend für Kreislauf und Atmung

Von
Dr. med. Dagmar Liechti-von Brasch

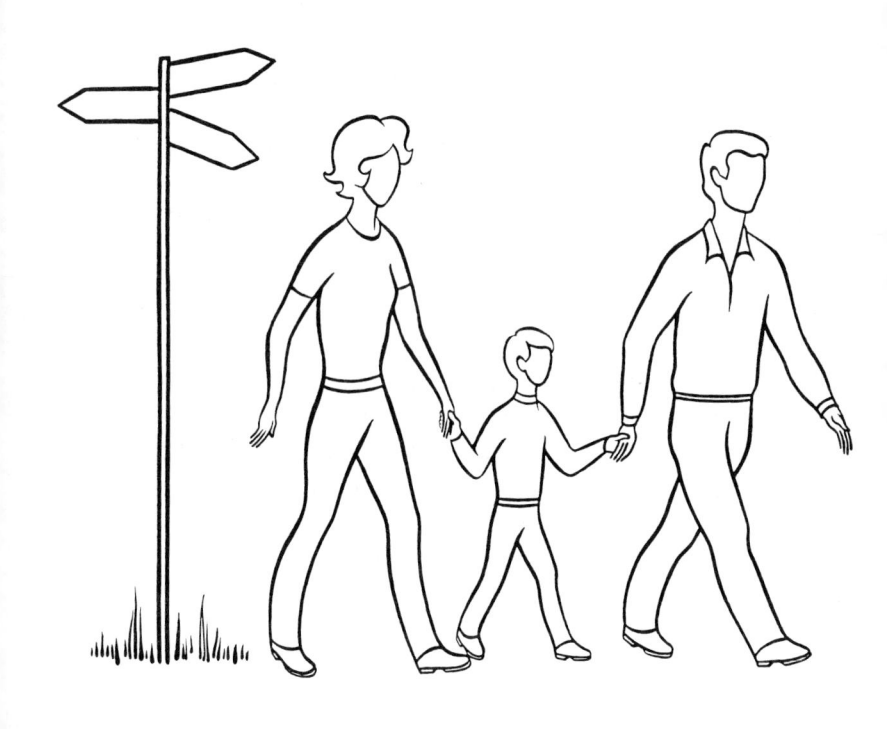

Das Wandern als Heilmittel

Wer hat nicht schon mehr oder weniger bewußt das erquickende, den ganzen Menschen belebende Gefühl empfunden, das sich während Fußwanderungen des Körpers und der Seele bemächtigt? Besonders dann, wenn der Weg von den Asphaltstraßen der Stadt weg und hinaus auf den natürlichen, elastischen Erdboden führt, wo der Wanderer in glücklicher Entspannung ausschreiten kann.
Über die Wirkung solchen Wanderns möchte ich hier einiges sagen und den Leser bitten, sich selbst davon zu überzeugen.
Der menschliche Körper ist dem rhythmisch wandernden Schritte angepaßt: Die Fußgewölbe ermöglichen ein elastisches, leichtes Schreiten mit Abrollen des Fußes von der Ferse zu den Zehen. Die langen, starken Ober- und Unterschenkelknochen sorgen für Tragkraft und angemessene Schrittlänge, die kräftigen Bein- und Rumpfmuskeln für Spannkraft und bei genügender Übung für Ausdauer.
Nicht zum Dauertrab oder -galopp wie die Vierfüßler, noch zum Klettern wie die Affen und Katzen sind wir geschaffen, sondern zum Durchwandern des Wald- und Weidereviers – ursprünglich auf der Suche nach Nahrung.
Diese dem Körper bestimmte Bewegung ist leider vielen von uns Heutigen «überflüssig» geworden. Wir holen Nahrung und Kleidung im nahe gelegenen Laden und überwinden die Strecken zu unseren weitergesteckten Zielen auf den Rädern irgendeines Fahrzeuges, während noch im vergangenen Jahrhundert das Reisen zu Fuß keine außergewöhnliche Leistung bedeutete. Anstelle des altmodischen, gewöhnlichen Wanderns tun wir viel Spannenderes: Wir klettern mit Seil und Pickel, gleiten mit Ski und Stöcken oder auf Schlitt- und Rollschuhen über Hänge und Flächen – sicherlich ein herrliches Vergnügen und in seiner Art gesund,

wenn genügend Übung möglich ist. Aber hier stellt sich die Frage, ob wir uns einen solchen Sport oft genug leisten können, ob genug Zeit und Geld dafür vorhanden ist. Man kann sich weiterhin fragen, ob wir diese für die meisten unter uns doch eher seltenen Sportfreuden nicht viel mehr, und ohne uns daran zu erschöpfen, genießen könnten, wenn wir den Körper zuvor durch **regelmäßiges** Wandern trainiert hätten.

Tüchtiges Ausschreiten ist nicht nur ein Frischeluftschöpfen. Es hat auf sämtliche Organe eine spezifische Wirkung.

Zuerst der **Kreislauf:** Der zügige Marsch ist eine vielseitige Arbeitsleistung der Muskulatur. Die Muskeln verlangen und erhalten einen stärkeren Ernährungsstrom, einen vermehrten Zufluß von Blut und Sauerstoff. Das Herz pumpt intensiver, und die Gefäße erweitern sich. Die Arbeitsleistung der Muskeln bewirkt ein wohliges Wärmegefühl, das den ganzen Körper belebt. Die «ewig kalten» Füße und Hände werden warm, die blassen oder blauen Wangen rot. Wieviel schöner und gesünder ist dieser Ausweg aus der Not des Frierens als das Sichverkriechen unter immer dickere Decken und Bettflaschen (wobei man sich die Neigung zu Frostbeulen holt!).

Im Sommer verdunstet die durch das Wandern gebildete Hitze mit den Schweißtröpfchen und hinterläßt angenehme Frische. So treten beim Wandern die natürlichen Regulationen für Hitze und Kälte in Funktion und werden vor Degeneration bewahrt. Die größeren Blutgefäße, die zwischen den Muskeln verlaufen, unterliegen bei der rhythmischen Muskelbewegung des Gehens einer leichten und wirksamen Massage, welche Rückstauungen des Blutes und Gefäßerweiterungen (Krampfadern) verhütet. Auch das Herz selbst, das ja in kräftigeren Stößen arbeitet, bedarf vermehrter Blutnahrung: Die Kranzgefäße öffnen sich, die Muskelfasern des Herzens werden verstärkt. Es ist dies die natürlichste und mit der gesunden Nahrung zusammen die schönste Art und Weise, der Kranzgefäßverengung und -verkrampfung entgegenzuwirken (vorbeugung der Herzenge oder Angina pectoris). Ein mit Maß, feiner Beobachtung

und Beharrlichkeit durchgeführtes Wandern hilft manchem kranken Herzen zur Genesung und kann die Medikamente teilweise oder ganz ersetzen.
Dann die **Atmung:** Unmerklich, dem Bedarf entsprechend, wird beim Wandern die Atmung vertieft und vervollständigt, da ja die Arbeit des Marschierens den Sauerstoffbedarf vermehrt. Schlecht durchlüftete Lungengebiete in Spitze und Basis werden gesäubert, durchblutet, entfalten sich und werden frei von alter Restluft. Eine stets gut und regelmäßig durchlüftete Lunge ist auch viel weniger der Infektion, dem Einnisten von Bakterien ausgesetzt. Die vertiefte Atmung erzeugt zudem größere Ausschläge des Zwerchfells und damit eine prächtige, durch Menschenhand nicht erreichbare Massage der unter dem Zwerchfell gelegenen Organe: Magen, Leber, Darmtrakt. Diese Massage belebt wiederum den Kreislauf und die Nerven im Unterleib, so daß die Arbeit der feinen Verdauungsdrüsen und die Magendarmbewegung harmonisch verläuft. Wenn das Zwerchfell ausgiebig steigt und sinkt, befördert es durch seine Saug- und Druckwirkung das mit Nahrungs- und Stoffwechselprodukten beladene Blut durch die Pfortader in die Leber, wo es verteilt oder entgiftet wird und dann weiter dem Herzen zuströmt. Fehlt es hingegen an Körperbewegung und Atemtiefe und sind die Bauchorgane schlaff und träge, so wird die Leber in eine ständige Überfüllung und Rückstauung gezwungen. Eine gut durchpulste Leber aber wird weniger zur Krankheit neigen als eine gestaute; sie wird ihrer Aufgabe als Schutz- und Entgiftungsorgan gerecht werden.
Wandern, Bewegung im Sinne einer zweckmäßigen Gymnastik, gesunde Ernährung und Körperpflege sind imstande, unser Leben bis ins hohe Alter **lebenswert** zu erhalten.

Wolf-Massarweh	**Fußgymnastik** Ergänzt durch Übungen im Wasser, mit Musik, Sprache und Pantomime 1984. X, 160 S., 80 Abb., zahlr. Notenbeispiele, Ringheftung DM 32,80
McMinn/ Hutchings/ Logan	**Atlas der Anatomie des Fußes** 1985. 96 S., zahlr. Abb., geb. DM 78,– (Mengenpreis ab 20 Expl. je DM 68,–)
v. Carlblom	**Tänzerische Bewegungserziehung** Ein Übungsbuch für Ausbildung und Praxis 1992. X, 110 S., 581 Abb., Ringheftung DM 48,–
Rick	**Tanztherapie** Eine Einführung in die Grundlagen 1989. XVI, 179 S., zahlr. Abb., kt. DM 58,–
Greiter/Prokop	**Fitness für moderne Menschen** 1983. X, 177 S., zahlr. Abb. u. Tab., kt. DM 19,80
Greiter	**Sonne und Gesundheit** 1984. VIII, 118 S., 27 Abb., 7 Tab., kt. DM 19,80
Klinkmann-Eggers	**Grifftechnik in der krankengymnastischen Behandlung** Ein Repetitorium 4., neubearb. u. stark erw. Aufl. 1992. XII, 198 S., 173 Abb., Ringheftung DM 54,–
Klinkmann-Eggers	**Spezifische Haltungskorrektur** Eine krankengymnastische Behandlungsmethode mit auxoton-truncofugalen Spannungsübungen zur Korrektur von Wirbelsäulenhaltung und muskulärer Dysbalance 1986. VIII, 89 S., 44 Abb., Ringheftung DM 32,–
Gustav Fischer	Preisänderungen vorbehalten.

Brenner	**Praktische Rechtskunde für Krankengymnasten, Masseure und med. Bademeister** 1987. XVI, 343 S., kt. DM 29,80
Kleinsorge/ Kleinsorge	**Intensivkurs für das Autogene Training** 8. Aufl. 1991. Trainingsheft und Kassette für das Autogene Training kplt. in Kunststoffbox, DM 39,80 **Kassette für das Autogene Training (apart).** Laufzeit 60 Min. DM 24,–
Muschinsky	**Massagelehre in Theorie und Praxis** Klassische Massage – Bindegewebsmassage – Unterwasserdruckstrahlmassage 3., bearb. Aufl. 1992. Etwa 300 S., 274 Abb., geb. DM 58,–
Schuh	**Bindegewebsmassage** Reflexzonenmassage zur Diagnostik und Behandlung funktionell gestörter Organsymptome. Ein Lehrbuch für Ausbildung und Praxis 2., durchges. Aufl. 1992. Etwa 274 S., 157 Abb., kt. etwa DM 54,– (Mengenpreis ab 20 Expl. für Endbezieher je etwa DM 49,–)
Wiedemann	**Taschenbuch physikalisch-therapeutischer Verordnungen** 1991. XII, 387 S., geb. DM 48,–
Kucera	**Krankengymnastische Übungen mit und ohne Gerät** Ergänzungen zu den Grundtechniken und der klinischen Bewegungstherapie 6. Aufl. 1992. XII, 334 S., 2192 Übungen auf 306 Bildtafeln, Ringheftung DM 42,–
Krauß	**Hydrotherapie** 5., überarb. Aufl. 1990. 210 S., 133 Abb., geb. DM 44,–
Daniels/ Worthingham	**Muskeltest** Manuelle Untersuchungstechniken 6., neubearb. Aufl. 1992. Etwa 190 S., 320 Abb., Ringheftung DM 58,–
Gustav Fischer	Preisänderungen vorbehalten.